LES ACTUALITÉS MÉDICALES

Les Albuminuries Curables

★★

Albuminuries Rénales

Néphrites aiguës. — Albuminuries de Guerre
Évolution des albuminuries résiduales
Albuminuries Tuberculeuses

PAR

Le Professeur J. TEISSIER
Professeur de Clinique médicale à la Faculté de Médecine de Lyon
Membre associé de l'Académie de Médecine

Nouvelle édition entièrement revisée

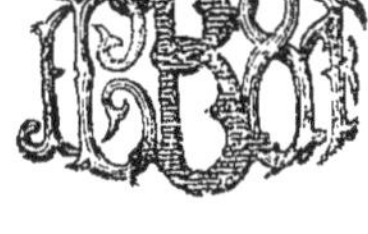

PARIS
LIBRAIRIE J.-B. BAILLIÈRE ET FILS
19, RUE HAUTEFEUILLE, PRÈS DU BOULEVARD SAINT-GERMAIN

1919

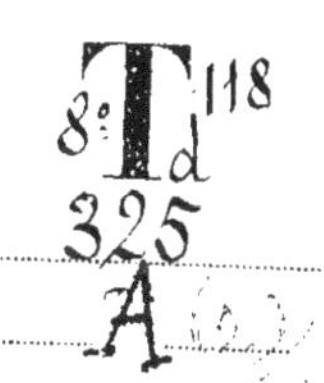

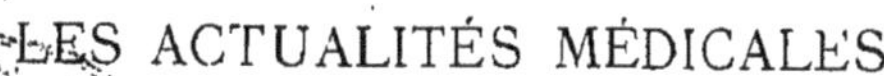

LES ACTUALITÉS MÉDICALES

Les Albuminuries Curables

★★

Albuminuries rénales

NÉPHRITES AIGUES. — ALBUMINURIES DE GUERRE
ÉVOLUTION DES ALBUMINURIES RÉSIDUALES
ALBUMINURIES TUBERCULEUSES

LES ACTUALITÉS MÉDICALES

1re Série. *Chaque volume* **2 fr. 50**

Apert. *Les Enfants retardataires.*
— *La Goutte et son traitement.*
Auvray. *Diagnostic de l'Appendicite.*
Barbier et **Ulmann.** *La Diphtérie.*
Bernard (Léon). *Le Pneumothorax artificiel.*
Bordier. *Les Rayons N et les Rayons N'.*
Bouffe de Saint-Blaise. *Les Auto-intoxications de la grossesse.*
Braquehaye. *La Gastrotomie.*
Brouardel. *Les Accidents du travail,* 2e édit.
Carle (J.). *Les fièvres paratyphoïdes.*
Carnot. *Les Régénérations d'organes.*
Cathelin. *Le Cloisonnement vésical.*
Cerné et **Delaforge.** *La Radioscopie clinique de l'estomac.*
Chantemesse et **Borel.** *Mouches et Choléra.*
— *Moustiques et Fièvre jaune.*
Chavannes. *Le Traitement de la Surdité.*
Claude. *Cancer et Tuberculose.*
Collet. *L'Odorat et ses Troubles.*
Courmont et **Doyon.** *Le Tétanos.*
Crémieu. *Radiothérapie dans les maladies du sang.*
Dausset. *La Chaleur et le Froid en thérapeutique.*
Delherm et **Laquerrière.** *L'Ionothérapie.*
Deny et **Camus.** *Les Folies intermittentes.*
Deny et **Roy.** *La Démence précoce.*
Dopter. *La méningite cérébro-spinale.*
Enriquez et **Sicard.** *Les Oxydations de l'Organisme.*
Fraikin. *Déséquilibre du ventre et névropathies consécutives.*
Garel. *Le Rhume des Foins.*
Gastou. *L'Ultramicroscope,* 2e édit.
— *Les Maladies du Cuir chevelu,* 3e édit.
— *Hygiène du Visage,* 2e édit.
Gaultier. *Exploration du Tube digestif.*
— *Calculs biliaires et Pancréatites.*
— *Les Dilatations de l'Estomac.*
— *Les Opsonines,* 2e édit.
Gilbert et **Lion.** *La Syphilis de la Moelle.*
Gilles de la Tourette *Les Myélites syphilitiques.*
Gley. *Les Sécrétions internes.*
Gouget. *L'Artériosclérose et son traitement,* 2e édit.
Grasset et **Rimbaud.** *Diagnostic des Maladies de la Moelle,* 4e édit.
Grasset et **Rimbaud.** *Diagnostic des Maladies de l'Encéphale,* 3e édit.
Guisez. *Trachéobronchoscopie et Œsophagoscopie.*
Horand. *Syphilis et Cancer.*
Jaubert. *La Pratique Héliothérapique.*
Keim. *Les Médications nouvelles en obstétrique.*
Labbé (M.). *Le Cytodiagnostic,* 2e édit.
— *Le Sang,* 2e édit.
Lannois et **Porot.** *Les Thérapeutiques récentes dans les maladies nerveuses.*
Laroche, Richet fils, Saint-Girons. *L'Anaphylaxie alimentaire.*
Legueu. *Le Rein mobile.*
Le Moignic et **Sézary.** *Le lipovaccin.*
Le Noir. *L'Obésité et son traitement.*
Lépine. *Le Diabète,* 2 vol., 2e édit.
Lévy et **Baudouin.** *Les Névralgies.*
Lippmann. *Le Pneumocoque.*
Marfan. *Le Rachitisme.*
Mauban. *L'Arthritisme.*
— *L'Acétonurie et son traitement.*
Méry. *La Vaccination antityphoïdique.*
Milian. *Traitement de la Syphilis par le 606,* 2e édit.
Minet et **Leclercq.** *L'Anaphylaxie.*
Mosny. *La Protection de la santé publique.*
Mouchet. *Chirurgie intestinale d'urgence.*
Nattan-Larrier. *Les Médications préventives.*
Oppenheim et **Lœper.** *La Médication surrénale.*
Pauchet. *Chirurgie des Voies biliaires.*
Péhu. *L'Alimentation des enfants malades*
Pousson. *Traitement chirurgical des Néphrites médicales.*
Raimondi. *Puériculture et Pouponnières.*
— *L'Allaitement.*
Régis et **Verger.** *La Paralysie générale traumatique et les Accidents du travail.*
Régnier. *La Mécanothérapie.*
— *Radiothérapie et Photothérapie.*
Riche. *Les Etats neurasthéniques.*
Roux (J.). *Les Névroses traumatiques.*
Sacquépée. *Les Empoisonnements alimentaires.*
Sainton et **Delherm.** *Les Traitements du Goitre exophtalmique.*
Sézary. *Tuberculinothérapie et Sérothérapie antituberculeuse.*
Triboulet et **Coyon.** *Le Rhumatisme articulaire aigu en bactériologie.*
Uteau. *La petite chirurgie urinaire.*
Vaquez et **Aubertin.** *Traitement des anémies.*
Villemin. *Le Canal vagino-péritonéal.*
Wickam et **Degrais.** *Le Radium dans le traitement du Cancer.*
Widal et **Javal.** *La Cure de Déchloruration,* 2e édit.
Zimmern. *La Fulguration.*
Zimmern et **Turchini.** *Courants de haute fréquence et d'Arsonvalisation.*

2e Série à prix variables.

Emery. *Traitement de la syphilis,* 3e édit.
Froussard. *Le Traitement de la Constipation,* 3e édit.
Josué. *La sémiologie cardiaque actuelle,* 2e édit.
Nicolas et **Jambon.** *Hygiène de la peau et du cuir chevelu,* 2e édition. 3 fr.
Springer. *Traitement des troubles des arrêts de croissance.*
Teissier (J.). *Les Albuminuries curables,* nouvelle édit., 3 vol. Chaque vol., 3 fr.

LES ACTUALITÉS MÉDICALES

Les Albuminuries Curables

★ ★

Albuminuries Rénales

Néphrites aiguës. — Albuminuries de Guerre
Évolution des albuminuries résiduales
Albuminuries Tuberculeuses

PAR

Le Professeur J. TEISSIER

Professeur de Clinique médicale à la Faculté de Médecine de Lyon
Membre associé de l'Académie de Médecine

Nouvelle édition entièrement revisée

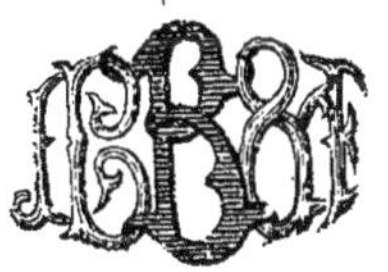

PARIS

LIBRAIRIE J.-B. BAILLIÈRE ET FILS

19, RUE HAUTEFEUILLE, PRÈS DU BOULEVARD SAINT-GERMAIN

1919

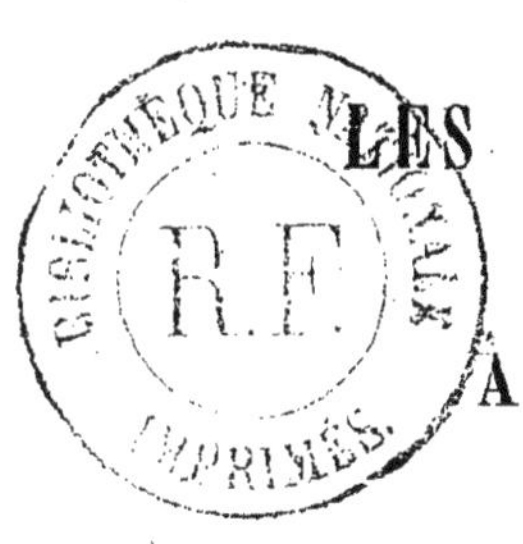

LES ALBUMINURIES CURABLES

★★

ALBUMINURIES RÉNALES

ALBUMINURIES DE GUERRE
ALBUMINURIES TUBERCULAIRES

AVANT-PROPOS

Ce second petit volume est consacré à l'histoire évolutive des albuminuries à *détermination rénale*, et à l'exposé des conditions, comme des limites, dans lesquelles on peut en espérer la *curabilité*.

Ces conditions sont d'ailleurs infiniment variables et subordonnées aux causes mêmes qui ont entraîné la détermination rénale. Nous les envisagerons successivement, et en nous guidant d'après leur tendance naturelle à la guérison.

C'est ainsi qu'en première ligne seront étudiées les néphrites aiguës d'origine infectieuse, qui présentent assurément la disposition la plus marquée à la curabilité. A cette histoire des néphrites infectieuses nous rattacherons une étude toute d'actualité, — la description des

Néphrites de Guerre —, que des circonstances exceptionnelles nous ont permis d'observer très minutieusement.

Un chapitre spécial sera consacré ensuite à la description des *Néphrites* et des *Albuminuries résiduales* survivant aux déterminations rénales d'origine infectieuse définitivement éteintes, et devenues compatibles avec le rétablissement complet de la santé.

Nous étudierons enfin les Albuminuries dans leurs rapports avec la *Tuberculose*, albuminuries qui tendent à prendre dans la pathologie rénale moderne une place de plus en plus importante, et dont l'évolution spontanée, ou grâce à la thérapeutique spécifique, vers la guérison, mérite de fixer l'attention.

Un court *addendum* relatif à la curabilité possible des Néphrites chroniques terminera cette étude, en attendant que les circonstances nous permettent de consacrer un travail plus complet à l'évolution des Albuminuries qui correspondent aux altérations rénales définitivement constituées.

Lyon, le 1er octobre 1918.

I

CARACTÈRES GÉNÉRAUX DES ALBUMINURIES RÉNALES

En regard, et surtout en opposition aux caractères généraux que nous avons reconnus aux albuminuries fonctionnelles, à l'étude et à l'évolution desquelles nous avons consacré le précédent petit volume, nous devons définir avec précision les caractères spéciaux appartenant en propre aux *albuminaries rénales,* et devant servir à les différencier.

On peut résumer en quelques traits bien précis les caractères permettant au clinicien de délimiter les principaux types sous lesquels ce genre d'albuminurie peut se présenter à notre observation.

1°) L'albuminurie *d'origine rénale* est *presque toujours continue*, sauf toutefois certaines formes *d'albuminuries résiduales.*

Il faut reconnaître aussi que la continuité n'exclue pas la *variabilité* ; quelques-unes d'entre elles étant souvent notoirement influencées par certains troubles fonctionnels concomitants, tels l'orthostatisme, ou la coexistence de troubles des fonctions gastro-intestinales, ou de phénomènes névro-moteurs surajoutés.

2°) Les proportions de *l'albuminurie rénale sont infiniment variables* (depuis des traces jusqu'à des chiffres extrêmement élevés) sans que pourtant la gravité de la maladie soit proportionnelle aux quantités d'albumine révélées par l'analyse (1).

L'albuminurie rénale est presque toujours de *la sérine,* et par conséquent rétractile.

3°) L'albuminurie s'accompagne toujours dans les dépôts urinaires centrifugés *d'éléments figurés* — cylindres, cylin-

(1) Nous avons vu mourir récemment, dans notre service de clinique, de *péricardite brightique*, un malheureux adjudant qui n'avait présenté que des traces d'albumine pendant les trois derniers mois de sa vie, alors que nous possédons de nombreuses observations d'albuminuries variant de 25 à 30 gr. et qui furent compatibles avec une survie de plus de 25 ans (Voir p. 29 et aussi volume précédent).

droïdes, éléments cellulaires, globules rouges, globules blancs, assez souvent des microbes.

4°) *La toxicité des urines*, liées aux albuminuries rénales, est habituellement modifiée : *en plus* ou *en moins* ; *en plus* lorsqu'il s'agit d'une albuminurie par néphrite infectieuse à la période aiguë de son évolution ; *en moins*, lorsque les lésions rénales tendent à la chronicité ou à la cicatrisation — alors il y a tendance à *l'hypotoxicité* et parallèlement à l'apparition *des formules urinaires de l'insuffisance rénale* (élévation du $\frac{\Delta}{\delta}$ à l'épreuve cryoscopique, par rapport au taux de la diurèse moléculaire totale).

5°) *Les albuminuries rénales* s'accompagnent en général de troubles nutritifs ou de phénomènes fonctionnels qui sont liés : 1° les uns aux *accidents de rétention* ou *d'auto-intoxication* relevant des lésions spéciales de l'appareil glomérulaire (imperméabilité rénale avec hypertension); 2° les autres au degré de défaillance des fonctions épithéliales : phénomènes de dépression par amoindrissement ou suppression de la fonction endosécrétoire de l'épithélium des tubuli : d'où l'hypotension, les œdèmes, l'asthénie générale, la défaillance cardiaque.

L'énumération seule de ces différents signes de l'albuminurie rénale suffit à établir le sens et les limites suivant lesquels le parenchyme rénal est directement intéressé. Mais de ce fait même que les causes provocatrices, infectieuses ou toxiques, ont touché indubitablement le tissu rénal (vaisseaux ou parenchyme) il ne s'en suit pas que ces lésions soient irréparables, et qu'elles évoluent nécessairement vers la sclérose ou la dégénérescence de l'organe. Un certain nombre de ces lésions *sont incontestablement réparables*, soit du fait de leur *superficialité*, soit de celui de leur *limitation* (néphrites unilatérales ou parcellaires). Et parmi les plus réparables il faut faire une place de choix à toute cette catégorie d'altérations rénales que représente la classe des néphrites aigües ou infectieuses.

I

Néphrites aiguës, Néphrites infectieuses.

Le sous-titre de ce premier chapitre indique suffisamment le sens suivant lequel nous comptons poursuivre notre étude. Nous pensons, en effet, devoir écarter de cet exposé l'histoire de *l'albu-*

minurie fébrile commune, dont l'existence affirmée depuis longtemps déjà par Gérard, et enfin par Charles Bouchard, paraît subordonnée à une série de facteurs contingents et variables dont l'importance ne saurait être discutée ici. Attribuée par les uns aux modifications de la pression sanguine, par les autres à l'intensité même de la fièvre (Capitan, Röhmer) ou à des altérations humorales rendant l'albumine du sang plus *dialysable* (Senator, Litten) mais certainement actionnée aussi par l'irritation des épithéliums tubulaires, par les résidus de la destruction tissulaire, les déchets cellulaires ou les germes infectieux à éliminer (quelque passagère que puisse être cette élimination), cette albuminurie, souvent *essentiellement passagère,* disparaît sans laisser de traces et doit être considérée comme spontanément curable.

Il est en effet assez intéressant de constater que les pyrexies susceptibles de provoquer le plus facilement cette albuminurie, dite *albuminurie fébrile,* sont loin d'être celles qui donnent le plus communément naissance à la néphrite vraie, et encore moins, celles, où l'albuminurie survenue dans le cours de l'infection tend à passer à la chronicité ; à cet égard, la dothiénentérie et la variole peuvent être citées comme exemple. Enfin, comme l'histoire clinique de ce genre d'albuminurie propre à la période d'invasion de ces pyrexies se confond avec l'appareil symptomatique de l'infection préexistante, nous croyons préférable de limiter cette étude aux albuminuries s'accompagnant de *déterminations rénales avérées,* c'est-à-dire à celles qui apparaissent dans le cours ou le décours des pyrexies infectieuses, leur survivent, et conservent, au milieu des autres désordres morbides coexistants, leur personnalité propre.

Je n'ai pourtant point l'intention de faire ici l'histoire complète des néphrites infectieuses *si bien mises en évidence,* depuis les vingt dernières années du siècle passé, à la suite des travaux de Bouchard et de Kannenberg, encore moins de discuter la part qui revient dans leur production au *traumatisme microbien,* comme on l'avait cru d'abord, et comme on a peut-être trop de tendance à l'oublier aujourd'hui, pour attribuer aux toxines microbiennes l'action prépondérante dans les déterminations anatomiques. Nous laisserons aussi dans l'ombre tout ce qui a trait à l'anatomie et à la physiologie pathologiques de ces néphrites, bien que, à notre avis, la topographie même et la modalité de ces lésions commandent, dans une certaine mesure, l'évolution et les caractères des principaux types cliniques. Nous devons nécessairement nous restreindre et nous limiter à celles des questions essentielles qui nous semblent répondre à l'idée directrice de notre étude, et que nous rangerons sous les quatre chefs suivants :

1° Parmi les néphrites infectieuses, quelles sont celles qui sont curables, et quelle en est la proportion ?

2° Les chances de la curabilité varient-elles avec la nature de l'infection ?

3° A quel signe peut-on reconnaître la curabilité probable d'une néphrite infectieuse ?

4° Quelles sont les conséquence lointaines pour l'organisme d'une néphrite infectieuse guérie ?

Ces questions, une fois résolues, nous jugeons qu'il ne sera pas inutile d'indiquer, même sommairement, les règles d'hygiène et de thérapeutique applicables, pour éviter les retours de la néphrite sous le coup d'une infection nouvelle. Il y aura lieu surtout d'examiner minutieusement le rôle du médecin en présence de ces cas particulièrement délicats d'albuminurie persistante et survivant au processus inflammatoire ou dégénératif de l'organe, albuminuries d'interprétation un peu incertaine que certains auteurs ont considérées comme symptomatiques de *néphrites parcellaires* et que nous-même avons appelées *albuminuries résiduales*, expression qui nous paraît avoir le grand avantage de viser le fait envisagé simplement en lui-même, sans en préjuger l'essence.

I. Fréquence des néphrites infectieuses ; conditions provocatrices. — Toutes les maladies infectieuses sont susceptibles de se compliquer de *néphrite*, depuis l'angine la plus vulgaire, la scarlatine, la fièvre typhoïde, la grippe, la rougeole et les oreillons, jusqu'à la malaria, la fièvre jaune, la méningite cérébro-spinale, et la fièvre récurrente (Kannenberg). D'après nos observations et de minutieuses statistiques on doit admettre que ces néphrites d'ordre pyrétique entrent, pour une proportion de 18 à 20 0/0, dans la constitution du mal de Bright, c'est-à-dire des néphrites chroniques. Ce chiffre est déjà significatif, mais il ne donne qu'une idée incomplète de la fréquence de ce genre d'albuminuries, puisqu'il ne comprend ni les néphrites infectieuses spontanément guéries et qui ont pu échapper à l'observation, ni les albuminuries résiduales post-infectieuses qui constituent pourtant un contingent important.

Ceci bien établi, voici, par ordre de fréquence, l'influence provocatrice des diverses *infections* sur l'albuminurie. La *scarlatine* vient en première ligne avec un pourcentage de 38 % sur la totalité des *néphrites infectieuses ;* Bamberger avait même donné le chiffre beaucoup plus élevé de 31 cas d'albuminurie sur 46 cas de scarlatine observés. Ensuite figure la *grippe* avec un taux de 30 %. Les 32 centièmes restant à combler sont imputables à la puerpéralité à l'érysipèle, au rhumatisme articulaire aigu, au paludisme et à la tuberculose aiguë : chacune de ces infections représentant environ 6 % des albuminuries par néphrites infectieuses envisagées en bloc (1). Mais j'insiste bien sur ce fait que nous n'avons compris dans notre statistique que les *albuminuries durables*, et que, lorsque nous parlons du rhumatisme articulaire ou de la syphilis, de la dothiénenthérie ou du paludisme, nous ne voulons pas parler des albuminuries plus ou moins passagères, constatées dans le cours de ces infections, mais d'albuminuries attribuables à de *véritables néphrites* et en comportant la durabilité, les complications et la gravité ; autrement les chiffres que nous apportons paraîtraient vraiment beaucoup trop faibles. C'est là sans doute l'explication de l'écart de notre statistique avec celle de Bamberger.

Dans l'énumération ci-dessus ne figurent, on le remarquera, ni la varicelle, ni l'érythème noueux, ni les oreillons. Mais depuis la première publication de ce travail des cas assez fréquents de néphrites varicelleuses se sont présentés à notre observation. De même pour l'érythème noueux, dont j'avais pu observer déjà, dès mes premières statistiques, 3 faits bien caractéristiques. Je crois la néphrite de l'érythème noueux plus fréquente qu'on ne le suppose. Quant aux oreillons, c'est aussi seulement depuis

(1) C'est intentionnellement que je n'ai pas classé ici la néphrite diphtérique qui, rarement observée par moi dans le champ de mes observations journalières, ne se trouverait pas occuper le rang qui lui revient *réellement*, si je me basais, pour lui assigner son ordre de fréquence, sur le petit nombre des faits que j'ai pu recueillir moi-même.

vingt ans, qu'il nous a été donné de voir pour la première fois la néphrite ourlienne passée à l'état chronique; mais depuis, nous en avons rencontré plusieurs exemples.

En comparant *l'âge* de tous nos malades nous arrivons à cette conclusion que ces néphrites infectieuses s'observent pour un bon tiers avant *l'âge de vingt ans.* — Seule, la néphrite infectieuse post-grippale a de la tendance à frapper surtout les adultes de 40 à 50 ans. L'influence prédisposante de *l'hérédité* ne saurait être négligée: *non pas l'hérédité directe*, qui me paraît absolument nulle dans l'espèce (une fois seulement dans un cas de néphrite post-scarlatineuse, nous avons noté qu'un des parents de l'enfant était brightique), mais *l'hérédité indirecte* dont l'action est au contraire considérable. L'étude attentive de mes observations m'a appris, en effet, que, dans les 3/4 des faits, *l'hérédité arthritique ou tuberculeuse* avait pesé lourdement sur les malades dont la néphrite infectieuse avait évolué vers la chronicité : or ceci ne saurait nous étonner après tout ce que nous avons dit sur les albuminuries fonctionnelles, et surtout l'albuminurie intermittente cyclique ou orthostatique, dont les relations avec l'arthritisme et même avec la tuberculose ne nous paraissent plus contestables. Il est donc tout à fait rationnel de supposer que ces dispositions constitutionnelles préexistantes ont pu s'opposer à la restitution intégrale de l'organe fluxionné ou enflammé par l'agent infectieux, et entraîner ainsi la persistance de l'albuminurie soit à l'état permanent, soit à l'état intermittent, et généralement à type de cycle intermittent diurne.

II. **Dans quelles proportions la néphrite infectieuse est-elle curable?** — Question des plus délicates et qu'il est d'autant plus difficile de résoudre *mathématiquement* que la proportion de curabilité est infiniment variable, étant donné sa subordination même à la nature de l'infection génératrice. Il est des cas dont l'interprétation est des plus épineuses, tels les faits *d'albuminurie prétuberculeuse* dont j'ai esquissé une première description au Congrès de médecine interne (Lyon, 1894) et qui prêteraient à une confusion regrettable, si l'on faisait la disparition du symptôme albuminurie synonyme de bénignité. On sait, en effet, que dans les cas d'albuminurie prétuberculeuse, l'albuminurie est généralement un symptôme temporaire qui se montre pendant des mois, parfois même plusieurs années consécutives, d'une façon continue ou intermittente, et qui disparaît le plus souvent au moment où éclatent les localisations pulmonaires. Est-ce à dire qu'en pareil cas il faille comprendre ces albuminuries prémonitoires de l'évolution granulique, comme des albuminuries curables ? Assurément pas. Il faut y voir, au contraire, un symptôme révélateur souvent de très haute gravité.

1° Nous consacrons d'ailleurs plus loin un long chapitre à l'histoire clinique et pathogénique des rapports de l'albuminurie et de la tuberculose.

Sans donc insister ici davantage il nous suffira d'indiquer la valeur, en tant que phénomène prémonitoire, de ce genre d'albuminurie qui tend à prendre dans la pathologie rénale actuelle une place de plus en plus importante.

2° Nous sommes relativement assez bien documentés sur la valeur, même au point de vue curabilité, de la *néphrite infectieuse* développée au cours de la *variole*. Couillaud, qui lui a consacré une bonne thèse et qui lui attribue une fréquence assez grande (42 fois sur 144 cas examinés, soit 37 0/0) en constate en même temps la bénignité relative. Quant à la *néphrite post-variolique*, elle est exceptionnelle; je n'en trouve qu'un seul cas net dans mes observations. Je ne saurais donc insister utilement sur ce point.

3° *L'albuminurie syphilitique* est fréquente, plus particulièrement dans la période secondaire où les phénomènes généraux de l'infection sont habituellement prédominants (exanthèmes, plaques muqueuses, poussées fébriles souvent); le traitement spécifique en a raison parfois très vite : aussi est-il difficile d'établir par des statistiques formelles le taux des cas de syphilis compliqués d'albuminurie et guéris, par rapport à ceux qui ont évolué vers l'état chronique et le brightisme. Il semble pourtant que, depuis la Guerre actuelle, ce passage à l'état chronique soit devenu plus fréquent, et cela malgré la mise en action précoce d'un traitement énergique. Mais pour que cette évolution se produise, il faut : ou bien que le malade soit prédisposé héréditairement au mal de Bright (comme dans un cas fort intéressant que j'ai encore sous les yeux et qui concerne un jeune officier de 35 ans, chez lequel une syphilis datant de 12 ans fut suivie d'albuminurie persistante : or, je soigne précisément depuis plusieurs années la sœur de ce malade pour une néphrite chronique) ; ou bien encore que des causes connexes de sclérose rénale (alcoolisme, saturnisme, goutte, etc.) viennent se joindre à l'action du virus syphilitique pour exalter son action sur les vaisseaux du rein ou le tissu connectif interstitiel.

4° *L'impaludisme* peut produire aussi des poussées aiguës ou subaiguës de néphrite ; j'ai même depuis longtemps une certaine tendance à supposer que les déterminations rénales du paludisme sont plus fréquentes qu'on ne l'admet en général (1). Jusqu'ici l'albuminurie consécutive à l'intoxication palustre ne semble pas avoir été suffisamment recherchée : c'est peut-être là précisément une des raisons pour lesquelles *l'albuminurie paludique* semble passer plus facilement à la chronicité. Traitée de bonne heure, comme la plupart des néphrites infectieuses sur lesquelles l'attention est attirée d'une façon plus précoce, elle paraîtrait peut-être aussi facilement curable, *non pas par le traitement spécifique* (je ne le considère pas comme héroïque dans l'espèce), mais par les moyens généraux auxquels nous avons coutume de nous adresser. J'ai eu récemment encore dans mon service de l'Hôtel-Dieu une malade de Villard-les-Dombes, qui, affectée, à notre avis, de néphrite palustre non modifiée par les préparations quiniques, a vu son albuminurie disparaître avec la plupart des malaises qui l'accompagnaient à la suite du traitement général communément employé ; elle avait eu pourtant de l'albuminurie permanente (1 gr. environ), des œdèmes et des accidents nerveux par auto-intoxication. J'ai eu l'occasion de revoir cette malade une ou deux fois par année pendant plus de trois ans après son départ de l'Hôpital ; elle avait conservé un peu de fatigue, et de temps en temps quelques-uns de ces troubles névropathiques qui survivent si fréquemment aux néphrites une fois éteintes ; mais son albuminurie n'a jamais reparu.

5° Par contre, nous sommes en mesure d'affirmer d'une façon absolue la bénignité de la néphrite infectieuse liée à *l'érysipèle* ou au *rhumatisme articulaire aigu*. La néphrite érysipélateuse est fréquente ; j'en ai déjà recueilli bien des observations, quelques-unes même d'une incontestable gravité

(1) La fréquence de l'albuminurie ou de la néphrite chronique chez *les impaludés* retour de Salonique ou de la Haute-Italie en est aujourd'hui une preuve incontestable.

apparente (anurie presque complète, grands œdèmes, albuminurie massive avec cylindres épithéliaux en grand nombre, température élevée, etc...), et qui ont pourtant évolué d'une façon absolument favorable ; j'ai conservé à cet égard le souvenir très précis d'un fait tout spécialement intéressant et qui m'avait profondément frappé au début de ma pratique médicale : Il y a quelque quarante ans, je donnais des soins à la femme d'un notaire d'une ville voisine manifestement tuberculeuse, mais atteinte d'une tuberculose à forme fibreuse et qui s'était nettement améliorée. Incidemment je constatai chez son mari, qui était pâle et légèrement essoufflé, de l'hypertension artérielle, un galop présystolique très net, de la polyurie et des traces impondérables d'albumine. Cet homme, très actif, grand chasseur, ami des exercices violents, ne voulut suivre aucun régime et refusa de s'astreindre aux précautions hygiéniques les plus simples. Trois ans après, il vient, très ému, me prier d'aller voir, toute affaire cessante, sa femme qui lui paraît immédiatement menacée, du fait d'une albuminurie grave survenue dans le cours d'un érysipèle malin : la situation de la malade était des plus critiques, et il semblait qu'on dût s'attendre à un dénouement fatal. Eh bien ! malgré un état apparemment aussi grave, tout rentra spontanément dans l'ordre, la sécrétion urinaire se rétablit, l'albumine disparut et les forces revinrent ; mais avant même que notre malade ait pu se lever, son mari, qui n'avait pourtant que des traces d'albumine, succombait à une crise d'urémie aiguë, que rien ne put conjurer. Du reste, Bartels, Gérardt, Wagner avaient déjà noté que l'albuminurie survenue dans le cours de l'érysipèle, passait exceptionnellement à la chronicité.

6º La *néphrite* évoluant dans le cours du *rhumatisme aigu* partage le même privilège : la curabilité est la règle, le passage à la chronicité une rareté ; la raison de cette bénignité relative réside très vraisemblablement dans ce fait qu'il s'agit de lésions catarrhales, superficielles, et qui participent à la mobilité du mouvement fluxionnaire, qui est comme la caractéristique du rhumatisme. Je n'ai pas souvenance d'une néphrite rhumatismale survenue dans le cours d'une infection aiguë ou subaiguë qui ait évolué d'une façon fâcheuse. Je suis tellement persuadé de la bénignité d'une pareille complication que jamais une albuminurie, dans le cours du rhumatisme aigu, ne m'empêche aujourd'hui de recourir aux applications de vésicatoire en cas de manifestation très douloureuse sur une jointure, la plèvre ou le péricarde, tant l'expérience m'a appris qu'en pareil cas il n'y avait pas à redouter les accidents de l'insuffisance rénale. Et rien n'est si vrai, que j'ai pu voir il y a bien des années déjà, dans mon service de l'Hôtel-Dieu, salle Montazet, un cas en apparence désespéré de néphrite d'origine rhumatismale compliquée d'endocardite aortique, et à un moment même d'*œdème aigu du poumon* (à tel point qu'une terminaison fatale paraissait imminente), et qui, contre toute attente, se termina pourtant d'une façon favorable.

7° La *diphtérie*, la *puerpéralité* et la *dothiénentérie* constituent une série intermédiaire entre les albuminuries bénignes de l'érysipèle et du rhumatisme articulaire et les complications rénales plus graves de la grippe et de la scarlatine. *La majorité des néphrites ressortissant à cette triple origine ont une tendance spontanée à la guérison*, cependant à des degrés un peu différents : si je consulte le tableau des faits dont j'ai été témoin, cette bénignité suit un ordre *décroissant* de la diphtérie à la dothiénentérie. La néphrite infectieuse d'ordre *diphtérique* guérit pourtant le plus souvent, sans que cependant le passage à la chronicité soit chose rare (Bartels le croyait exceptionnel) ; j'en connais quelques cas chez les adultes, dont un concernant un officier qui contracta la diphtérie dans une visite hospitalière : au bout de 4 ans, l'albuminurie, qui chez lui était permanente, devint *intermittente diurne ;* aujourd'hui elle a disparu ; et il ne subsiste chez le malade aucun signe ou trouble fonctionnel qui puisse permettre d'affirmer la persistance d'une tare du côté du rein. D'après Sanné, la néphrite diphtérique serait le plus souvent *unilatérale*. D'où la bénignité relative de son évolution, et sa longue tolérance en cas de passage à la chronicité.

8° Depuis ces dernières années, il nous a été donné d'observer un grand nombre de cas d'albuminuries curables attribuables à la *grippe*. Tout en faisant la part des cas assez nombreux où l'infection grippale n'a fait que mettre en évidence un processus d'irritation ou de dégénérescence rénales préexistant, et resté jusqu'ici latent, il n'est pas moins vrai que bien des fois nous avons vu *l'influenza être la cause primitive et déterminante de la localisation rénale*. Sans doute les cas même d'apparence sévère sont susceptibles de guérison ; j'en ai enregistré un certain nombre ; leur durée moyenne est de six semaines à deux mois ; mais j'en ai vu durer sensiblement plus longtemps (15 et 18 mois) et la guérison complète pourtant s'en suivre ; par contre, il en est néanmoins aussi de plus graves, plus particulièrement ceux qui sont accompagnés de phlébite grippale; j'ai vu au moins trois fois la mort rapide survenir en ces circonstances. Enfin *l'albuminurie grippale passe assez souvent à la chronicité ;* cette indication est nettement relevée, aussi bien dans ma statistique de la ville que dans ma statistique hospitalière.

9° La *dothiénentérie* nous suggère des réflexions à peu près analogues : fréquence extrême de l'albuminurie pendant la période d'invasion ou d'acmé fébrile; assez grande fréquence de la néphrite infectieuse post-typhique, mais tendance naturelle des déterminations rénales vers la curabilité, en dehors des faits *de localisation primitive sur le rein*, qui sont par contre éminemment graves. Si le passage à la chronicité est loin d'être une rareté, il est pourtant moins fréquent que dans la grippe ; ce qu'on voit plus souvent subsister à la suite de la dothiénentérie, ce sont ces cas d'albuminurie intermittente que nous avons appelée *résiduale* et dont nous aurons à nous occuper plus loin d'une façon spéciale.

10° La *puerpéralité* occupe une place intermédiaire entre la grippe et la dothiénentérie ; je ne parle ici, bien entendu, que des néphrites d'ordre puerpéral survivant à l'accouchement ; laissant de côté toutes les albuminuries d'ordre mécanique ou de compression, si fréquentes dans le cours de la grossesse. Or, s'il existe des néphrites puerpérales graves et susceptibles de donner naissance aux accidents d'insuffisance urinaire et à l'éclampsie, il en est beaucoup qui se terminent d'une façon heureuse, et souvent même après avoir duré 3 et 4 ans : j'en connais des exemples. Il faut reconnaître toutefois que la guérison s'obtient souvent d'une façon plus rapide. Quand l'albuminurie persiste aussi longtemps, il y a des chances pour qu'elle évolue vers le mal de Bright.

Mais il est difficile d'établir un rapport précis entre les faits de néphrite puerpérale guéris et ceux qui ont évolué vers la chronicité : nous ne possédons pas de documents suffisants nous permettant de déterminer ce rapport.

11° La *scarlatine*, par contre, nous représente l'infection qui exerce sur la fréquence des déterminations rénales et l'évolution de l'albuminurie l'influence la plus directe et la plus sévère : 38 o/o des cas de néphrites infectieuses, avons-nous dit, relèvent de la scarlatine ; et d'après nos calculs très minutieux, parmi les cas d'albuminurie qui lui sont directement imputables, un tiers seulement guérissent complètement, la moitié persistent souvent de longues années à l'état d'albuminurie permanente, intermittente ou résiduale ; 1 cas enfin sur 5 marche au mal de Bright chronique, contrairement aux premières impressions de Charcot, qui avait nié l'évolution possible de la néphrite scarlatineuse vers le brightisme.

Mais ce que je tiens à bien établir ici, c'est que l'albuminurie chronique post-scarlatineuse peut persister de longues années sans tourner au mal de Bright proprement dit. Je l'ai vue disparaître d'une façon complète même après 4 années. Au delà, elle me semble destinée à durer indéfiniment, tout en restant compatible avec un état de santé relativement satisfaisant. J'en connais un exemple dépassant déjà 40 ans (le malade est en parfaite santé) ; j'en relève dans mes observations plusieurs remontant de 17 à 20 ans; je soignais, il y a 20 ans déjà, quatre jeunes gens, dont l'albuminurie chronique post-scarlatineuse remontait déjà à cette époque à 11 ans ; chez tous, je n'ai pu relever un seul symptôme imputable au mal de Bright proprement dit : nous aurons plus tard à nous expliquer sur ces faits et à en rechercher la véritable signification.

III. **Symptômes généraux et caractères cliniques différentiels et propres à chaque espèce d'albuminurie post-infectieuse.** — Sans insister longuement sur une symptomatologie sur laquelle les limites de ce travail ne nous permettent pas de nous étendre, nous ferons remarquer pourtant quelques différences cliniques propres à distinguer certaines modalités de ces albuminuries : c'est ainsi que les grands œdèmes, fréquents dans la néphrite scarlatineuse ou l'érysipèle, sont beaucoup moins communs dans la néphrite puerpérale ou variolique ; en ce dernier cas, ils restent presque toujours localisés (faits conformes de Barthèlemy et de Samson) ; ils sont très rares, surtout dans la néphrite diphtérique, où Cadet de Gassicourt les a notés seulement 3 fois sur 100 ; dans mes notes personnelles je n'en trouve guère que deux exemples.

Les troubles circulatoires avec hypertrophie cardiaque appartiennent de préférence à la néphrite scarlatineuse ; l'albuminurie grippale s'accompagne assez souvent de dilatation des cavités droites et de disposition aux bronchites rebelles.

Rien de bien particulier à signaler sur les caractères communs des urines : rares, foncées en couleur dans la période aiguë de l'infection, parfois accompagnées d'hématuries, elles contiennent de grosses proportions d'albumine (de 1 à 4 grammes), l'urée y est en proportion plutôt élevée, la toxicité est constamment accrue (J. Teissier et G. Roque), surtout dans l'albuminurie prétuberculeuse ; on y constate des cylindres de types variés ou des débris épithéliaux. Dès que l'albuminurie tend à la persistance ou à l'état chronique, les urines se décolorent et deviennent plus abondantes ; il y a parfois de la pollakiurie, et la toxicité des urines s'abaisse un peu, mais surtout le coefficient d'oxydation devient notoirement inférieur à la normale, il peut descendre à 60 % et même au-dessous, et cela sans une diminution importante de l'urée éliminée.

Les différentes épreuves de la perméabilité rénale donnent dans cette période aiguë des résultats nettement positifs. A une diurèse moléculaire élevée correspond en général un rapport $\frac{\Delta}{\delta}$ oscillant dans les limites de la normale et tendant un peu à s'abaisser à mesure que les lésions rénales commencent à évoluer vers la résolution.

IV. **Signes et présomptions de curabilité.** — La question se pose en ces termes : étant donnée une néphrite infectieuse, *quelles sont ses chances de curabilité ?* — Il y a lieu de tenir compte d'abord de *la nature même de la pyrexie génératrice;* car nous venons de montrer, chiffres en mains, que ces chances varient sensiblement avec la source de l'infection : considérables par exemple pour les albuminuries du rhumatisme aigu ou de l'érysipèle, elles deviennent sensiblement moindres pour l'albuminurie de la scarlatine, puisque 1/3 seulement des cas de cette nature guérissent d'une façon complète. Il y a lieu d'envisager ensuite le sens et le degré des modifications urinaires (nature des éléments contenus dans les dépôts, variation de la perméabilité), car l'étude même des grands symptômes concomitants ne saurait fournir que des renseignements incomplets. Nous savons, en effet, que les grands œdèmes rétrocèdent souvent avec une extrême facilité ; seuls des signes certains d'*auto-intoxication* (amaurose avec ou sans nystagmus irien, lésions du fond de l'œil), des troubles marqués du côté du cœur ou des altérations spéciales de l'urine comme l'*albumosurie* ont une plus sérieuse valeur pronostique.

Les caractères des urines et surtout les oscillations même, du symptôme albuminurie ont une véritable importance. Si des urines rares ou lavure de chair, contenant des cylindres épithéliaux ou granuleux, avec des globules rouges isolés ou plaqués à leur surface, chargées d'une quantité notable d'albumine (de la sérine le plus souvent) et formant un dépôt de coloration rosée ou d'un gris sale, s'éclaircissent d'une façon progressive, sans toutefois se *décolorer* et devenir trop abondantes ; si les cylindres deviennent plus rares — à plus forte raison s'ils disparaissent, — si l'albumine diminue de proportion et surtout si elle perd son aspect rougeâtre ou cendré, enfin *si la toxicité tend à se rapprocher de la normale,* on peut espérer une guérison dans un avenir plus ou moins lointain. Cette présomption deviendra plus précise encore si, de *permanente,* l'albuminurie devient *intermittente,* intermittente cyclique d'abord, intermittente irrégulière ensuite. C'est là, en effet, un des éléments sur lequel le pronostic peut se baser d'une façon plus particulièrement solide ; car l'expérience nous a appris que lorsqu'une albuminurie post-infectieuse évoluait vers la guérison, elle commençait par disparaître le matin, le malade étant encore couché. Puis, si, le patient une fois levé, l'albumine ne reparaît pas et reste décelable seulement l'après-midi, le signe a encore une signification plus grande ; surtout si l'albuminurie tend à ne plus se montrer d'une façon quotidienne, mais apparaît seulement à l'occasion de la station debout prolongée, d'un écart de régime, d'une fatigue cérébrale trop grande, d'une émotion vive, d'un trouble météorologique violent ou d'un malaise passager (physiologique, comme la menstruation, ou autre), alors on peut prédire que la guérison n'est pas éloignée ; et cela, surtout, si à ces phénomènes objectifs on peut ajouter l'intégrité parfaite du cœur, si la pression artérielle, *plutôt basse,* tend à s'abaisser encore *d'une façon relative* dans la période d'albuminurie ; si enfin les épreuves de perméabilité (cryoscopie, bleu de méthylène, recherche de la toxicité urinaire ou autre) indiquent que l'élimination rénale est suffisante. Mais ce qu'il faut bien savoir c'est que cette albuminurie intermittente, reliquat apparent de la poussée aiguë manifestement éteinte, peut durer souvent 6 à 8 mois — et parfois même plusieurs années, 2 ans assez fréquemment, 4 ans dans des cas plus rares. D'autres fois l'albuminurie persiste à l'état indéfini sans signes généraux révélateurs, constituant ce que MM. Lecorché et Talamon ont appelé l'*albuminurie minima,* et ce que nous décrivons nous-même sous le nom d'*albuminurie résiduale.*

V. **Albuminuries de guerre. — Néphrites des tranchées.** — Les événements tragiques qui se déroulent actuellement sous nos yeux nous conduisent à ajouter à ce vaste chapitre des albuminuries liées à l'évolution des néphrites aiguës ou infectieuses une étude complémentaire sur l'*albuminurie du soldat en campagne.* Cette étude est d'autant plus digne d'intérêt que les cas de néphrites de guerre, ou, comme on les a encore dénommés, d'*albuminuries des tranchées,* vont en se multipliant à mesure que les hostilités se prolongent ; et si, à certains égards, ces néphrites tendent à conserver le type assez nettement défini que nous leur avons reconnu dès le début de la guerre (1), il n'en e t pas moins vrai qu'une observation plus prolongée nous a permis de constater un certain nombre de faits nouveaux qui nous entraînent à interpréter d'une façon un peu différente nos conceptions de la première heure, de juger avec un recul suffisant l'évolution des accidents, et d'en mieux mesurer la portée et les conséquences.

Les poussées de *néphrite sont fréquentes chez le soldat.* Mais il importe d'en spécifier la nature, et de dégager minutieusement les altérations rénales rentrant dans le cadre de la pathologie classique, des troubles lésionnels relevant directement des obligations de la guerre, de la vie imposée au soldat en campagne ; et cela indépendamment des conditions générales, infectieuses ou toxiques que l'on trouve à l'origine de la presque totalité des néphrites aiguës de l'adolescent, ou de l'adulte à l'âge moyen de la vie.

Sans doute le soldat est exposé, comme tout homme adulte, à contracter, à titre de complication, au cours des infections communes qui le menacent (scarlatine, érysipèle, oreillons,

(1) Voir J. Teissier, *A propos des Néphrites de Guerre* (Albuminuries des Tranchées) (*Bulletin Académie de Médecine,* 26 juin 1917).

diphtérie, etc.), une néphrite aiguë. La néphrite apparue dans ces conditions et actionnée par l'agent pathogène habituel évoluera avec les caractères communs, les chances de guérison et de durée, l'éventualité des complications propres à chaque espèce d'infection génératrice. *La Néphrite des Tranchées* ne saurait être encadrée dans aucun des moules répondant aux différents types de néphrites infectieuses connues, et cela a tellement frappé les premiers observateurs appelés à soigner les sujets affectés d'albuminurie de guerre, qu'ils ont cherché à découvrir *l'élément spécifique* capable d'engendrer le syndrome clinique, et que certains ont cru pouvoir en faire une véritable *néphrite infectieuse* due à la morsure du rat des tranchées.

Nous ne saurions révoquer en doute les constatations faites par des collègues aussi consciencieux que techniciens expérimentés (1). Mais nous sommes obligé de reconnaître que la néphrite par spirochétose est une lésion tout à fait exceptionnelle, puisque, dans notre service spécialement affecté au traitement des néphrites, nos collaborateurs tout particulièrement compétents, MM. J. Martin et Boullangier, malgré les investigations les plus minutieuses, n'ont pu, dans aucun cas, tout en se plaçant dans les conditions les plus favorables, déceler la présence du spirochète, même chez les sujets qui avaient été notoirement mordus par le rat des tranchées.

L'observation consciencieuse des faits, des analyses d'urines multipliées quasi à l'infini, et poursuivies avec une admirable méthode par notre chef de Laboratoire, M. le pharmacien-major Bost, nous permettent de soutenir une autre thèse, et de considérer l'albuminurie des tranchées comme une sorte d'*albuminurie-colliquative* due à une élimination suractivée à l'extrême des déchets de désassimilation engendrés par le surmenage, et joints aux résidus d'une alimentation carnée exagérée. Ce qui ne veut pas dire que d'autres *facteurs secondaires* (suppression des fonctions de la peau, ou infections associées) ne puissent s'ajouter à ces conditions premières pour déclencher ou accentuer l'irritation du parenchyme. Mais jusqu'ici les recherches les plus minutieuses ne nous ont pas permis d'isoler l'élément parasitaire ou infectieux capable de

(1) Voir J. Martin et Boullangier, *Comptes rendus de la Société de Médecine et Chirurgie militaires de la XIVe région.*

jouer dans l'espèce le rôle d'élément pathogène univoque et constant.

1° *Caractères cliniques généraux de l'albuminurie des tranchées.* — **Signes de début.** — Le grand nombre de faits qu'il nous a été donné d'observer se présentent presque tous avec des caractères d'uniformité bien dignes de fixer l'attention.

Après quelques jours de fatigue générale, où le sujet accuse de la *lassitude inaccoutumée* accompagnée de courbature, d'angoisse, parfois de troubles de la vue passagers, plus souvent de troubles digestifs avec inappétence, vertiges, plus rarement des vomissements, le patient s'aperçoit un beau matin qu'il a les jambes enflées, parfois un peu d'œdème des paupières, et qu'il rend des urines *lavure de chair*, assez souvent même nettement sanguinolentes. C'est tout à fait exceptionnellement qu'on a pu noter un peu d'élévation de la température, plus *exceptionnellement encore* que l'affection a paru débuter par des signes d'intoxication grave d'ordre urémique ou une crise d'œdème aigu du poumon.

Le malade étant alors évacué, voici en général dans quelles conditions il se présente :

Etat de dépression générale accentuée, lassitude souvent excessive. Tension artérielle généralement basse, pouls parfois assez rapide, avec des intermittences assez souvent rythmées ; cœur excitable, avec bruits parfois redoublés, sans véritable caractère de galop, choc de la pointe assez impulsif donnant fréquemment, à la palpation large de la pointe, la sensation d'un peu de frémissement *ou même de roulement*.

Il n'y a pas de *dyspnée marquée ;* du reste l'auscultation de la poitrine, en dehors des cas compliqués de bronchite légère ou de congestion des bases, ne relève aucun signe digne de fixer l'attention. Seuls les troubles de la circulation périphérique sont nettement dessinés. De ce côté on constate un œdème plus ou moins étendu, remontant parfois jusqu'à mi-cuisse, œdème pâle et assez mou, et ne s'accompagnant pas de suffusion nette du côté des séreuses.

2° *Caractères des urines.* — **Analyse du sang correspondante.** — Le tableau est ici *d'une constance* très remarquable : d'abord une *polyurie* souvent très importante dépassant parfois 4 litres, avec une élévation impressionnante de la diurèse moléculaire totale, laquelle dépasse ordinairement 3.500 et atteint souvent 5.000 molécules et plus. — Cylindrurie granuleuse constante. — Hématuries habituelles (urines nettement sanguinolentes, à la vue le plus souvent, avec couleur franchement hématique), toujours au moins décelées par le microscope. — Nombreux globules blancs dans le champ de la préparation — avec présence d'éléments cellulaires d'ordre varié, mais d'importance secondaire ; — *légère hypoazoturie concomitante ; chlorures généralement en excès.* — Phosphates en quantité variable, et dont l'appréciation peut avoir une certaine importance relativement à l'évolution future de la néphrite.

En regard de ces faits, d'une *constance vraiment remarquable*, il importe de signaler les renseignements fournis par *l'analyse hématologique*. Or, il faut noter ici les divergences apparentes qui ressortent de nos premières constatations dans lesquelles une *hyperazotémie relative* variant de 0,70 à 1 gr. 25 a été signalée d'après les analyses de M. Bost, et les résultats notés dans une seconde série où la quantité d'urée sanguine ne semble jamais avoir dépassé 0,40.

Or, comme ces analyses ont été pratiquées ou dirigées par le même observateur, c'est-à-dire avec les mêmes procédés, les mêmes soins et la même conscience, on ne saurait attribuer ces divergences à des différences de technique. A notre avis, elles relèvent simplement de la période de temps où elles ont été réalisées, les analyses portant sur notre seconde série n'ayant été exécutées qu'à une période de l'évolution de la néphrite, sensiblement retardée, du fait du maintien plus prolongé de nos malades à l'arrière-front : c'est-à-dire à une *époque de l'évolution de la néphrite* où *l'hyperazotémie a nécessairement disparu.* L'expérience nous a montré, en effet, que *l'azotémie du début* dans la néphrite des tranchées est le plus souvent passagère.

Les *altérations hématologiques* correspondant à la même période d'observation n'ont le plus souvent présenté que des modifications d'un ordre secondaire. Ni le nombre des globules rouges, ni leur teneur en hémoglobine n'ont paru sensiblement influencés ; ce n'est que dans des cas assez rares que *la formule neutrophile d'Arneth* (1) a semblé quelque peu modifiée et inclinée légèrement vers la gauche.

(1) Nous croyons ne pas trop nous avancer en attirant l'attention

3° ***Déterminations anatomiques spéciales à la néphrite des tranchées.*** — Les constatations anatomiques qu'il nous a été donné de faire depuis 4 ans n'ayant jamais porté que sur des lésions rénales relevant de *processus brightiques communs*, nous ne saurions établir sur des bases d'absolue certitude la nature du processus anatomique sur lequel repose le *syndrome clinique de la néphrite des tranchées*. Toutefois, en nous basant sur les caractères cliniques essentiels de ce syndrome, et sur les notions actuellement bien assises que nous possédons sur le rôle fonctionnel de chacun des éléments constitutifs de la glande rénale, nous pensons qu'il est rationnel d'assimiler le processus des altérations anatomiques atteignant le rein dans la néphrite des tranchées, aux lésions ordinaires et classiques de la *néphrite cantharidienne*. Nous savons, en effet, depuis les expériences d'Aufrecht, que nous avons répétées nous-mêmes avec des résultats absolument concordants (1). que le poison cantharidien produit des lésions un peu différentes suivant *les proportions de poison inoculées*, et aussi, suivant la rapidité ou la lenteur apportée à son inoculation : phénomène d'œdème aigu congestif *en cas d'introduction brutale* ; lésions prédominantes et dégénératives sur l'épithélium canaliculaire, ou interstitielles, en cas d'intoxication lente ou à doses fractionnées. Aux faits d'introduction brutale entraînant *l'œdème aigu congestif* du rein correspondront les néphrites avec polyurie marquée, diapédèse intense des globules blancs, hématurie vraie ou microscopique, cylindres granuleux ou hyalins avec œdèmes peu étendus, abaissement modéré de la pression artérielle, signes d'hyperexcitabilité cardiaque, persistance de la glycosurie phlorizique, etc.

Aux faits d'intoxication plus lente répondront les cas de néphrite avec polyurie moins marquée, pression artérielle plus basse, *œdèmes plus étendus, hématurie plus prononcée,*

des observateurs sur l'importance révélatrice de l'orientation de la formule d'Arneth vers la gauche, pour dépister d'une façon précoce l'evolution possible de la néphrite des tranchées vers la tuberculose rénale.

(1) Voir notre article *Néphrites infectieuses* de notre *Traité de Pathologie* avec A. Laveran, — où sont rappelées (tome II, p. 906) les expériences faites en commun avec le docteur Lacroix, alors préparateur au Laboratoire d'Anatomie générale de notre regretté collègue le Professeur Renaut.

asthénie plus complète, parfois signes de défaillance cardiaque avec hypoazotémie, cylindres épithéliaux — épreuve plus souvent négative de la glycosurie phlorizique (1) — chlorurie urinaire atténuée.

En définitive, *les lésions de la néphrite des tranchées sont le plus souvent passagères et généralement réparables*, et ce n'est qu'assez rarement (un cas sur cinq, cependant) qu'elle passent à l'état chronique ou laissent des *altérations anatomiques seulement parcellaires* (2).

4° **Evolution habituelle de la néphrite des tranchées.** — Si nous nous en rapportons aux quelques centaines de cas qu'il nous a été donné d'observer, nous nous croyons autorisé à admettre que la néphrite des tranchées évolue, en ce qui

(1) Dans notre première communication à l'Académie de Médecine (juin 1917), nous insistions sur ce fait de la persistance habituelle de la fonction glycogénique par injection de phlorizine pour conclure à l'intégrité ou tout au moins à la superficialité des lésions épithéliales : les faits négatifs plus récemment observés semblent être aussi la conséquence de l'observation plus tardive, c'est à-dire à une période évolutive plus avancée de la néphrite. Il est vrai que ce'te disparition est plus souvent passagère.

(2) Nous avons lu avec un grand intérêt l'importante Revue générale consacrée par M. Ameuille à la néphrite de guerre, ainsi que la très remarquable observation publiée tout récemment par MM. Péhu, Daguer et Martin dans le *Lyon médical* du 8 août 1918, et qui, au point de vue anatomo-pathologique, est d'un puissant intérêt. Malgré la valeur de ces documents, il me paraît bien difficile de tirer des faits relatés par ces auteurs, si compétents qu'ils soient, des conclusions différentes de celles qui découlent de nos observations cliniques et qui reposent sur l'étude méthodique prolongée d un grand nombre de faits systématiquement analysés et classés.

D'ailleurs, ce qui contribuera longtemps dans l'espèce à rendre le problème anatomique infiniment délicat à résoudre, c'est la difficulté qui persistera toujours dans les cas suivis de mort, de faire la part (dans le développement et les caractères des lésions) des prédispositions individuelles, des altérations organiques latentes, ou des processus collatéraux, susceptibles d'avoir orienté l'évolution de ces lésions dans un sens déterminé. Il nous semble. d'ailleurs, qu'au point de vue de la clinique générale, la néphrite de guerre n'a fait bien souvent que diriger une néphrite préexistante, *restée jusque là latente*, vers son évolution naturelle. C'est pour cela que, jusqu'à nouvel ordre, il nous semble tout à la fois plus rationnel et plus clinique, afin de nous dégager de l'influence des causes secondes ou des processus associés qui ont pu influencer le développement de la néphrite ou agir sur son évolution, de déduire et de baser *notre conception du substratum anatomique de la néphrite de guerre*, sur l'ensemble des caractères cliniques, dont la constance, la fixité et aussi l'évolution nous ont paru caractéristiques.

concerne *la période d'albuminurie seulement*, en un laps de temps variant de *2 à 10 mois* — passé cette époque, si l'albuminurie persiste accompagnée de cylindrurie, on peut admettre le passage de la *néphrite* à la *chronicité*. Cette évolution nous paraît plus fréquente que nous l'avions conçu tout d'abord ; car, d'après nos dernières statistiques, on peut évaluer à un *quart* le nombre des malades atteints *d'albuminurie des tranchées* qui passeront à la *chronicité*, ou tout au moins qui conserveront des lésions rénales ou des troubles fonctionnels assez accusés pour nécessiter la réforme ; et ici nous mettrons en première ligne une *imperméabilité assez marquée* ou durable, avec cylindrurie granuleuse persistante, bien qu'il ne soit pas impossible de voir avec le temps la perméabilité rénale se rétablir d'une façon presque normale, grâce au repos, à une hygiène bien ordonnée, et à l'action d'une sage diététique. — Nous avons, en effet, sous les yeux, quelques faits soigneusement observés où nous trouvons la perméabilité rénale ramenée par exemple des chiffres d'un $\frac{\Delta}{\delta} = 2,25$ pour un $\frac{\Delta V}{P}$ de 2839, à un $\frac{\Delta}{\delta}$ de 1,97, pour un $\frac{\Delta V}{P}$ de 3583, chiffres à peu près physiologiques (Obs de Pav., n° 4 de la salle B, Teissier) ; ou encore *une constante d'Ambard* un moment des plus mauvaises, ramenée chez un de nos intéressants malades (M. A. R.) d'un taux de 0,302 (avec un chiffre d'urée sanguine de 1 gr. 29) à un chiffre quasi normal de 0,096 avec un taux d'urée sanguine de 0,526, correspondant à un $\frac{\Delta V}{P}$ de 3937 avec un $\frac{\Delta}{\delta} = 1,82$.

Toutefois d'une façon générale on ne saurait évaluer à *plus de 25 o/o les sujets susceptibles de rentrer au dépôt, à la suite d'une poussée de néphrite de guerre*, et encore serait-il nécessaire, pour savoir si ce chiffre répond bien à la capacité fonctionnelle réelle de ces anciens malades, d'être exactement renseigné sur la valeur ultérieure propre de chacun d'eux et sur la façon dont ils auront supporté la reprise de la vie normale.

Quoi qu'il en soit, il n'est pas exagéré d'admettre qu'une bonne moitié de ces anciens malades a subi un amoindrissement sérieux de sa résistance organique et de sa valeur fonctionnelle. Car, s'il est vrai que la plupart d'entre eux ne conservent plus d'albumine dans l'urine, et peuvent même se soumettre à certains exercices de marche ou de travail sans en être sérieusement impressionnés, sans même voir l'albumine reparaître, ou leurs dépôts urinaires présenter à nouveau certains éléments figurés, voire même des traces de sang, il n'est pas rare de constater chez eux des troubles persistants de l'appareil circulatoire qui viennent attester la diminution sensible de leur force de résistance.

C'est ainsi que chez beaucoup d'entre eux la pression sanguine reste basse, le pouls un peu accéléré, et qu'un effort un peu soutenu entraîne facilement une accélération plus persistante du pouls et de l'hyperexcitabilité cardiaque plus durable. Du reste, il n'est pas rare de voir persister quasi indéfiniment certains signes d'auscultation qui trahissent cette excitabilité du système excito-moteur cardiaque, depuis le doublement du bruit systolique jusqu'à la perception d'un *léger roulement présystolique* allant jusqu'à donner la sensation du frémissement de la sténose mitrale dont il se distingue cependant par son instabilité habituelle et *l'absence de dédoublement du second bruit.* Il est exceptionnel, aussi, que l'on perçoive *un véritable rythme de galop,* lequel ne peut guère se constater que dans les cas où la néphrite a évolué vers la chronicité avec imperméabilité rénale notoire.

Cette hyperexcitabilité cardiaque, qui est un des caractères essentiels de l'albuminurie des tranchées, et trahit l'existence de cette tension nerveuse continue à laquelle le soldat de nos guerres modernes est constamment exposé, survit *parfois de longs mois au processus* de l'irritation rénale elle-même; et la fonction glandulaire peut s'être rétablie d'une façon complète, que l'on voit persister encore de longues semaines cette excitabilité du faisceau de His, qui est comme la caractéristique dominante des troubles circulatoires de la néphrite des tranchées.

5° ***Symptômes rares accompagnant les néphrites de guerre.*** — C'est seulement dans la période de congestion rénale du début que l'on a coutume de noter dans la néphrite des tranchées des signes d'auto-intoxication un peu accusés, des vomissements, de l'œdème aigu du poumon, des troubles légers de la vision, des vertiges symptomatiques de l'azotémie initiale. C'est exceptionnellement que nous avons rencontré des troubles amaurotiques sérieux apparaissant dans le cours évolutif de la néphrite de guerre. Tous nos malades ont été soumis systématiquement à l'examen de notre collègue de la clinique ophtalmologique, et c'est exceptionnellement seulement que nous avons vu signaler chez ces malades des altérations du fond de l'œil dignes de figurer dans leur observation; c'est ainsi que, chez un de nos patients, on a pu constater un peu *d'œdème péripapillaire*, chez un autre de l'irrégularité des bords d'une papille, chez un troisième, enfin, de l'amaurose subite due à de l'auto-intoxication brightique par insuffisance rénale, et sans lésion spéciale du fond de l'œil ou des milieux. On n'a constaté chez eux ni hémorragies rétiniennes, ni lésion de la choroïde ou du cristallin.

Chez un seul de nos malades on a eu à enregistrer des signes de phlébite — chez un autre enfin des phénomènes de *péricardite toxique ;* c'était chez un adjudant de constitution superbe et qui semblait avoir un peu abusé de sa santé ; il entra dans notre service parce qu'il sentait ses forces décliner et se trouvait un peu angoissé, du fait d'une impulsion cardiaque assez énergique pour troubler parfois son repos. Il était seulement un peu *hypertendu* et présentait un bruit de galop présystolique superbe, sans qu'on put déceler pourtant la moindre trace d'albumine dans ses urines : le diagnostic de néphrite interstitielle s'imposait néanmoins, et d'ailleurs l'analyse de ses urines trahissait l'existence d'une *imperméabilité rénale déjà avancée.*

Au bout de six semaines, des traces d'albumine apparaissaient, seulement par intermittence. Après deux mois de convalescence en Haute-Savoie, pourtant dans un milieu des plus favorables, l'adjudant X revient au service. L'état de la sécrétion urinaire ne s'est pas sensiblement modifié, mais il présente des signes nets de péricardite et un degré d'azotémie assez élevé auquel le pauvre malade ne tarde pas à succomber. L'autopsie confirmait d'ailleurs l'existence de cette péricardite ultime et révélait des lésions de néphrite interstitielle banale, qu'il n'était pas possible de faire rentrer dans le cadre des albuminuries de guerre.

Nous avons eu à enregistrer encore un cas de péricardite

ultime chez un autre de nos malades, un photographe de profession, évacué du front pour des accidents de bronchite albuminurique avec crises intermittentes d'œdème aigu du poumon; son état s'était sensiblement amélioré à la suite d'une thérapeutique persévérante par la révulsion, les désintoxicants, l'opothérapie systématiquement réglée, et l'on pouvait espérer une amélioration durable, lorsqu'une de ces crises d'œdème aigu du péricarde (1), dont nous avons montré, il y a quelques années, la gravité et le mécanisme, vint enlever brutalement notre malade. Mais là encore il s'agissait d'accidents en quelque sorte classiques au cours du mal de Bright — et que nous ne saurions imputer à l'évolution naturelle de l'albuminurie des tranchées.

Nous l'avons indiqué déjà, l'albuminurie des tranchées évolue vers le rétablissement intégral de la fonction rénale dans un quart des cas seulement; une bonne moitié aboutit au rétablissement relatif de la santé, un dernier quart marche vers l'aggravation et devra imposer la réforme.

6° ***Pronostic de la néphrite des tranchées.*** — Est-il possible de prévoir d'après les allures cliniques de l'affection le sens dans lequel la maladie aura tendance à évoluer ? Ce pronostic n'est pas irréalisable.

D'abord il y a lieu de tenir compte de l'âge du sujet. Il nous semble évident que plus le malade est jeune, moins il a été appelé à subir les à-coups de l'usure de la vie, plus il a de chance de voir la restitution *ad integrum* la perméabilité rénale se réaliser. C'est un fait, d'ailleurs, qui saute aux yeux, à un examen même superficiel de nos statistiques, que la néphrite des tranchées épargne relativement les sujets jeunes, *pour atteindre de préférence les soldats qui ont dépassé la trentaine.* C'est en effet de 35 à 40 ans que nous avons recruté le maximum de nos albuminuries de guerre : c'est qu'en pareil cas les tares organiques qui peuvent intervenir pour diminuer la résistance des sujets semblent agir au maximum ; et il faut ici inscrire en première ligne l'alcoolisme latent et la syphilis, *la syphilis surtout,* qui va, comme nous l'avons vu trop souvent, intervenir pour faire *durer à l'infini* une albuminurie qui s'est présentée à son début avec les caractères généraux d'une

(1) J. TEISSIER, Sur l'œdème aigu du péricarde (*Bull. méd.*, Paris, 1912, et *Gazetta internat. di Medicina*, Napoli, 1911).

albuminurie aiguë des tranchées — alors, en effet, que chez un sujet préalablement indemne de syphilis, l'albuminurie ira en s'atténuant d'une façon progressive, chez le syphilitique, l'albuminurie après avoir évolué d'abord de façon en apparence régulière, commencera à voir s'accroître ses proportions quotidiennes, puis elle tendra à revêtir les caractères de blancheur nacrée des véritables albuminuries brightiques — et bientôt finira par se compliquer d'accidents sévères qui assombriront notablement le pronostic. Les faits de cette catégorie rentrent malheureusement trop souvent dans la série des facteurs nous ayant conduit à proposer de tels malades pour la réforme : d'autant mieux (fait assez décevant) que la médication spécifique appliquée de la façon la plus prudente, aussi bien que sous ses modalités les plus énergiques, n'a fait, le plus souvent, qu'exaspérer la gravité du syndrome.

C'est ainsi, chez de semblables sujets, que nous avons pu observer les formes les plus sévères de la *crise d'œdème aigu du poumon.* N'est-ce pas chez eux, en effet, que nous rencontrions réunies au maximum les conditions génératrices, que nous avons assignées comme constituant le trépied pathogénique essentiel de l'œdème pulmonaire aigu [(l'intoxication préalable, la détermination cardio-aortique et le spasme vasculaire relevant de l'hyperexcitabilité du vague (1)].

En dehors de ces conditions, c'est sur la tendance de la néphrite à la chronicité que nous avons eu à baser nos propositions de réforme définitive ou temporaire, suivant la gravité relative du cas observé.

Les deux éléments essentiels qui nous ont servi à établir notre jugement, en dehors du passage de l'albuminurie à la chronicité, sont d'une part la présence d'éléments figurés en proportion notable dans les dépôts urinaires, et d'autre part le degré de la perméabilité rénale. C'est à cette dernière que nous ajoutons du reste le plus de valeur.

Un soldat peut avoir présenté, à la suite de sa néphrite aiguë des tranchées, un peu d'albuminurie intermittente, conserver même encore quelques rares cylindres, *si la perméabilité de la glande est parfaite, si les fonctions des épithéliums sont notoirement rétablies* (glycosurie phlorizique positive), il ne

(1) J. Teissier, Rapport sur l'œdème aigu du poumon (*Congrès international, Paris,* 1900).

s'en suit pas que ce soldat doive être nécessairement considére comme inutilisable. Placé dans un bureau ou chargé d'un service léger, il courra sûrement moins de risques que rendu à la vie civile, où, soustrait à toute surveillance, il est exposé à tous les écarts qu'entraîne le retour complet à la liberté, ou encore à subir le poids des charges nouvelles que comporte le retour au champ ou la rentrée à l'atelier.

Mais si la perméabilité est notoirement troublée, si, comme nous l'avons observé souvent, *même après la disparition* de l'albuminurie, nous voyons la *perméabilité rénale*, normale ou même exagérée au début, tomber par exemple à une diurèse moléculaire totale de 2400 ou même de 1800 avec un $\frac{\Delta}{\delta}$ de 1,92 ou de 2,40 et même de 3, et cela avec une *glycosurie phlorizique nulle* ou à peine ébauchée, et une tendance avérée à l'hypertension, le doute n'est pas possible et *la réforme s'impose*, car des symptômes certains de néphrite interstitielle ne tarderont pas à se déclarer — il s'établira de l'hypertension durable bientôt suivie du bruit de galop révélateur ; l'évolution définitive vers la néphrite interstitielle sera désormais réalisée.

7° ***Evolution possible de l'albuminurie des tranchées vers la tuberculisation rénale.*** — Mais il peut se faire qu'au lieu d'évoluer vers la *néphrite chronique avec insuffisance fonctionnelle du rein*, hypertension avec galop présystolique, etc., la néphrite suive une marche en quelque sorte opposée et que, tout en paraissant s'améliorer quant à ses manifestations locales, elle semble obéir à une orientation nouvelle et marcher vers la *tuberculisation*. Nous en avons actuellement sous les yeux un très bel exemple. Un de nos malades de l'Hôtel-Dieu, évacué du front pour des accidents liés à de l'albuminurie, est couché, depuis près de 15 mois, avec des phénomènes permanents de *néphrite hématurique*, sur lesquels nous n'avons eu apparemment qu'une action regrettablement minime, sans nous étonner d'ailleurs outre mesure de l'insuccès de nos différentes médications. Nous considérions en effet notre malade comme destiné à voir évoluer sa néphrite vers un de ces types de néphrites interstitielles à forme hématurique assez fréquentes chez les dyscrasiques hypertendus, et chez lui l'intoxication saturnine semble devoir être mise particulièrement en cause. La tension artérielle paraît en effet assez régulièrement élevée et à différentes reprises il nous a semblé percevoir une tendance au galop assez soutenue. Mais voici que sous l'influence d'une poussée de grippe (en règne d'ailleurs dans le service), l'allure de l'affection semble se modifier quelque peu — les urines devenues plus franchement sanguinolentes, pendant quelques jours, changent assez brusquement d'aspect ; elles redeviennent relativement claires, pâles et plus abondantes : en même temps la tension artérielle s'abaisse et des signes de congestion au sommet droit sont en voie de se manifester. Depuis quelques semaines la toux devient plus tenace, il se produit un peu d'expectoration et tout récemment de rares bacilles peuvent être décelés dans quelques rares crachats.

Ce fait tout particulièrement suggestif nous a conduit à examiner d'une façon un peu plus approfondie certains de nos albuminuriques atteints « d'Albuminurie des Tranchées » chez lesquels, malgré la disparition apparente de l'albumine, l'état général ne paraissait pas se relever d'une façon parallèle, et qui, se maintenant dans un état de dépression générale relative, ne voyaient pas leurs forces se relever et conservaient de *l'hypotension marquée*. De cet examen poursuivi systématiquement chez tous nos malades suspects, et complété par la recherche de la déviation du complément (Bordet-Gengou), nous sommes arrivé à admettre que, jusqu'ici tout au moins, la néphrite des tranchées doit être considérée comme évoluant vers la tuberculose rénale dans la proportion de 10 à 12 0/0.

Sans doute, à l'heure actuelle, la question ne saurait être considérée comme *définitivement au point*, mais les faits que nous avons observés sont assez précis pour qu'elle puisse être nettement posée, et pour que les cliniciens soient engagés à en poursuivre l'étude. Et le point essentiel qui nous semblera plus intéressant à résoudre sera de déterminer si, en pareil cas, il y aura lieu de considérer cette *tuberculose rénale*, ainsi décelée, comme une tuberculose rénale primitive et récente, ou s'il ne faudra voir dans cette explosion tardive de la tuberculisation du rein qu'un réveil d'une ancienne tuberculose depuis longtemps éteinte et régénérée ou *réactivée* sous l'influence de la toxi-infection actionnant l'albuminurie des tranchées. Les réactions comparées des résultats de la séro-réaction et des différentes réactions des antigènes et des anticorps systématiquement pratiquées dans tous les cas d'albuminurie des tranchées un peu suspects nous aideront à trancher la question.

Décisions à prendre pour les sujets atteints d'albuminurie des tranchées. — En dehors des faits où la chronicité des lésions rénales ou la gravité des troubles fonctionnels ont imposé la réforme définitive (25 o/o des faits), il est intéressant de mettre en relief la série des cas plus heureux où le rétablissement de la santé semble s'être réalisé d'une façon complète et où le malade a pu être renvoyé à son dépôt sans arrière-pensée. Et, dans notre service, nous avons considéré comme équitable d'admettre et de traiter comme guéris les sujets chez qui l'albumine avait disparu depuis 3 mois, sans retour, et qui après l'épreuve d'une convalescence prolongée, ne présentaient plus de signes de *meïopragie rénale*, c'est-à-dire s'offraient à notre observation avec une albuminurie définitivement disparue, une intégrité fonctionnelle de la sécrétion urinaire parfaite, des signes de perméabilité rénale normaux, une tension artérielle régulière, une contractilité cardiaque physiologique, et la persistance ou le retour du phénomène de la glycosurie phlorizique. Dans de telles conditions le retour au dépôt nous a paru entièrement justifié; ce qui ne doit pas nous empêcher de recommander de pareils sujets à la surveillance bienveillante de leurs chefs, de façon à les réentraîner d'une manière méthodique et progressive et d'éviter une rechute que des ménagements raisonnés nous semblent en pareil cas devoir toujours écarter.

Sujets à classer dans le service auxiliaire ou le service auxiliaire-inapte. — C'est la grande majorité de nos albuminuriques de guerre qui constituent cette catégorie ; et il faut bien avouer qu'il n'existe pas de règle fixe pour imposer la détermination à intervenir : chaque résolution à prendre repose sur une série de considérations en quelque sorte propres à chaque cas pris isolément, ce qui explique suffisamment les divergences apparentes qui ont pu diviser les experts au sujet des résolutions à adopter. Il nous a semblé toutefois qu'il était légitime de proposer pour le *service auxiliaire inapte* ceux de nos malades qui, malgré le retour apparent à la santé, présentaient parfois, *tout en conservant une perméabilité rénale complète*, après un effort un peu soutenu, des traces passagères d'albumine, des globules rouges dans les dépôts urinaires, un peu d'hyperexcitabilité cardiaque, de la tendance à l'insomnie, et surtout à *l'hypertension* avec disposition à des crises d'extrasystoles. L'absence du jeu normal de la glycosurie phlorizique nous a paru aussi rentrer dans la catégorie des indications plaidant en faveur de l'inaptitude.

Doivent encore, à notre avis, être considérés comme *ayant droit à l'inaptitude* ceux de ces albuminuriques qui, ayant eu de l'*albuminurie massive* longtemps persistante avec éléments figurés en nombre important, conservent, malgré le retour apparent de la perméabilité rénale, une tension un peu haute, avec une hyperexcitabilité cardiaque un peu exaltée.

D'ailleurs, en cas de doute, le sujet pourra toujours être proposé pour la *réforme temporaire*, puisqu'au bout de trois mois, il doit nécessairement être soumis à un nouvel examen qui permettra au médecin de s'éclairer définitivement sur l'état de sa résistance et de juger, par cette épreuve du temps, de la solidité de la guérison.

Nous estimons enfin que tout autre malade affecté d'albuminurie des tranchées, et ne rentrant pas dans les catégories ci-dessus envisagées, c'est-à-dire aux points extrêmes de la série, soit d'un côté *l'aggravation de la néphrite* avec signes progressifs d'imperméabilité (soit en moyenne 25 0/0); et de l'autre *la restitution complète ad integrum* (soit 25 à 30 0/0 de la totalité des cas d'albuminurie des tranchées) devra être classé dans le service auxiliaire; et avec « *mention spéciale d'inaptitude* » lorsqu'un examen minutieux pourra laisser supposer, ou que le processus néphrétique n'est pas complètement éteint et sujet à réveil, ou bien lorsque l'état général du patient ne permettra pas de lui reconnaître un état de résistance suffisant pour le mettre en état de triompher définitivement de son mal ou d'éviter une rechute.

Ces différentes résolutions peuvent être résumées dans le tableau ci-dessous :

Tableau récapitulatif des décisions à prendre pour les albuminuries de guerre imputables à la néphrite des tranchées.

RÉFORME DÉFINITIVE N° 1

1° *Albuminurie des tranchées passée à l'état de néphrite chronique confirmée* : permanence *d'éléments figurés* dans les dépôts urinaires. — Hématuries persistantes et signes *d'imperméabilité rénale* — avec symptômes d'insuffisance glandulaire, bruit de galop, hypertension. — Lésions du fond de l'œil, etc...

RÉFORME TEMPORAIRE

2° a) *Albuminurie persistante*, même avec absence de signes d'imperméabilité rénale.

b) *Albuminurie disparue*, mais *présence d'éléments figurés* dans les dépôts urinaires avec signes marqués *d'insuffisance rénale* (abaissement de la diurèse moléculaire — glycosurie phlorizique nulle ou très diminuée).

c) *Disparition de l'Albuminurie*, mais avec persistance de signes d'anémie, état général amoindri, tendance progressive à *l'hypotension*, phosphaturie et perméabilité normale. — *Se méfier de la tuberculose* et pratiquer la réaction de *l'antigène* (Bordet-Gengou).

RETOUR AU CORPS

3° *Disparition de tout signe de lésion rénale ; aucun élément figuré* dans les dépôts — retour complet de la *perméabilité* et rétablissement des fonctions épithéliales (*glycosurie phlorizique positive*), intégrité de la circulation, ni hypotension, ni galop — si l'albuminurie n'a pas reparu depuis trois mois, ni au retour d'une convalescence prolongée.

4° *Les cas intermédiaires seront classés dans les services auxiliaires* avec *mention d'inaptitude*, si retour passager et discret de traces d'albumine ou d'éléments figurés (globules rouges, débris de cylindres granuleux), sans signes d'imperméabilité glandulaire ; mais surtout si *l'état général* du sujet *paraît insuffisant*, avec signes d'anémie, ou réflexes circulatoires et *tendance à l'hypotension*.

II

CONSÉQUENCES ÉLOIGNÉES DES NÉPHRITES INFECTIEUSES GUÉRIES. — VALEUR SÉMÉIOTIQUE ET PRONOSTIQUE DE L'ALBUMINURIE RÉSIDUALE

Considérations générales. Classification. — L'albuminurie qui survit à une néphrite infectieuse en apparence guérie, c'est-à-dire qui ne laisse chez le sujet qui en a été la victime, aucun signe objectif notable, ni symptôme morbide sensible, peut se présenter sous quatre aspects différents.

1° *L'albuminurie persiste à l'état permanent*, mais avec d'énormes *oscillations* ; à peine sensible le matin, très prononcée au milieu du jour, mais *très facilement accentuée* par le moindre malaise, fatigue, surcroît de travail ou infection intercurrente, etc... (*néphrite ou albuminurie résiduale de continuité directe*).

2° Elle dure ou renaît à l'état *intermittent régulier*, plus généralement à maximum diurne, et reproduit dans ses allures générales le syndrome décrit sous le nom « *d'albuminurie cyclique des jeunes sujets* » ; ou bien, mais à un degré moins accusé, elle se rapproche dans ses variations de *l'albuminurie de la station debout ou orthostatique simple*, c'est-à-dire qu'elle apparaît seulement, le malade une fois sorti de son lit ; mais *elle ne subit plus l'influence des conditions contingentes* qui influent sur les oscillations des autres variétés d'albuminurie (fatigue, régime, etc.).

3° L'albuminurie se prolonge, ou réapparaît à l'état de symptôme *irrégulier* et *intermittent*.

4° L'albuminurie enfin survit à un état *fixe* ou *permanent* : mais rien, ni le régime, ni la fatigue, ni la station debout ne font varier les proportions de l'albumine rendue : seuls les états aigus intercurrents peuvent en augmenter passagèrement le taux, parfois ou inversement la faire disparaître.

De ces quatre variétés d'albuminurie seules les trois dernières méritent vraiment le nom d'*albuminurie résiduale.* La première, en effet (*albuminurie résiduale oscillante*), bien que pouvant ne pas entraîner la présence de phénomènes cliniques appréciables, ne saurait être considérée comme un état compatible avec la santé complète, puisqu'il suffit des influences les plus légères pour déterminer du côté du rein des poussées qui trahissent sa très grande susceptibilité. Les sujets qui en sont atteints doivent être soignés, ou du moins surveillés d'une façon minutieuse. Quant aux trois autres variétés elles sont à ce point *bénignes* qu'elles nous semblent susceptibles de coexister avec la résolution complète du processus inflammatoire infectieux ou toxique qui leur a donné naissance : les *albuminuries résiduales vraies* sont donc compatibles avec la santé parfaite, même celles qui sont *permanentes,* quand elles se présentent dans les conditions générales que nous avons indiquées plus haut, surtout si, comme nous l'avons déjà fait pressentir, l'état de la circulation ne laisse rien à désirer, et *si la perméabilité du rein*, expérimentalement recherchée, est démontrée parfaite.

Il y a lieu d'admettre en effet que la grande majorité des infections ne touchent le rein que partiellement, par îlots, de façon à justifier l'expression de *néphrite parcellaire* proposée par Cuffer et Barbillon et dont Cornil et Brault ont prouvé la réalité anatomique, ce qui est admis aujourd'hui par bon nombre de cliniciens. Il est vraisemblable qu'en pareille occurrence les épithéliums frappés de dégénérescence sous le coup du traumatisme microbien ou des toxines éliminées et n'ayant pas subi la réparation intégrale laissent toujours filtrer une certaine quantité d'albumine, mais le *processus morbide est éteint*, les parties saines fonctionnent d'une façon régulière et satisfont d'une façon complète aux besoins de la dépuration organique ; l'organe ne deviendrait inférieur à sa tâche que si on lui demandait un travail exagéré et au-dessus de ses capacités fonctionnelles. La guérison donc peut être considérée comme *partiellement au moins* réalisée, c'est tout au plus si l'on peut envisager le rein comme frappé d'un certain degré de meïopragie fonctionnelle.

On a donné aussi à ces albuminuries permanentes survivant à des infections, sans signe morbide apparent, le nom *d'albuminuries cicatricielles* (Bard) ; *anatomiquement*, l'expression est discutable, c'est tout au plus si on pourrait la réserver aux lésions localisées consécutives à des infarctus ; *cliniquement*, elle serait plus soutenable en ce sens qu'elle comporte l'idée d'une véritable épine persistant au milieu de l'organe et susceptible d'expliquer les poussées temporaires qui s'y peuvent produire sous l'influence des causes d'excitation les plus variées. Néanmoins nous préférons (nous le répétons à dessein) l'expression d'*albuminuries résiduales*, qui vise la source à laquelle elles survivent, qui répond à des caractères cliniques bien établis, sans rien préjuger de la nature même des conditions anatomiques qui lui donnent naissance, et que nous ne sommes pas en état de trancher d'une façon définitive.

En résumé, l'expression d'*albuminurie résiduale*, que je proposais au Congrès de Médecine de Nancy en 1896, nous paraît répondre rigoureusement à l'idée que représente pour nous en clinique *l'ensemble des albuminuries englobées sous ce vocable* : c'est-à-dire « une épave de la maladie infectieuse, désormais disparue, au milieu du rétablissement apparent de la santé ».

Quoi qu'il en soit *l'albuminurie résiduale* vraie peut et doit être, dans la grande majorité des cas, considérée comme une *albuminurie bénigne*, voire même une *albuminurie de guérison;* il faut savoir pourtant que si cette guérison peut être considérée comme définitive, elle est d'autre fois assez fragile, en ce sens que les phénomènes rénaux sont sujets à retour. Exemple : un jeune homme contracte la scarlatine ; une néphrite survient : l'albumine persiste à l'état permanent deux mois, puis à l'état intermittent deux ans ; pendant 4 ans ensuite, plus rien ; alors, sous l'influence d'une blennorragie pourtant légère, l'albumine reparaît de nouveau, non point d'une façon très sérieuse, assurément, mais enfin pendant plusieurs semaines.

J'estime d'autre part que ces accidents d'albuminurie post-infectieuse sont susceptibles de constituer un facteur de premier ordre pour provoquer plus tard l'apparition d'un certain nombre d'albuminuries digestives ou hépatiques, voire même l'albuminurie orthostatique : j'ai eu l'occasion, dans une leçon déjà ancienne, de citer une observation de ce genre tout particulièrement intéressante au point de vue du mécanisme de cette albuminurie *par rappel* d'une lésion antérieurement éteinte.

Enfin, mais dans des cas rares, il est vrai, cette néphrite infectieuse peut devenir, de longues années après, le point de départ ou l'élément provocateur d'un véritable mal de Bright. Lécorché a peut-être exagéré un peu la portée de cette influence provocatrice, elle est admise d'ailleurs aussi par Christison et Rosenstein. M. Potain, de son côté, a cité un exemple d'une néphrite infectieuse guérie, suivie 21 ans après, de vrai mal de Bright. Il me semble que la vérité est entre les deux opinions extrêmes, et je crois qu'on aurait tort d'exagérer les conséquences lointaines, au point de vue d'une évolution ultime vers le mal de Bright, de ces albuminuries post-infectieuses passées à l'état intermittent ou résidual (1).

Etude clinique des albuminuries résiduales. Causes immédiates ; infections provocatrices. Ordre de fréquence et de gravité — prédispositions individuelles. — Formes cliniques. — La scarlatine vient en première ligne des infections susceptibles de laisser après elles, *en dehors des néphrites proprement dites,* de l'albuminurie longtemps persistante; puis viennent l'angine pultacée, la grippe, l'érysipèle et la puerpéralité. On remarquera que cette liste représente la presque totalité des infections à *streptocoques.* — Viennent ensuite la diphtérie, les oreillons, la rougeole, la varicelle, etc. Il est assez difficile d'assigner dans cette liste la place exacte qui, dans l'avenir, reviendra à l'*albuminurie des tranchées.* Les faits sur lesquels nous avons insisté dans un précédent chapitre nous permettent d'affirmer déjà cependant qu'elle y occupera une place importante.

Certaines infections collatérales favorisent, à n'en pas douter, le développement de ces néphrites, la syphilis et la malaria par exemple ; nous venons d'en observer de nombreux exemples et plus particulièrement chez nos soldats.

Les prédispositions individuelles ont aussi une influence marquée sur cette tendance de l'albuminurie à *s'éterniser longtemps*, à la suite de la poussée aiguë de néphrite. C'est en premier lieu la méïopragie rénale héréditaire, telle que la crée surtout la dyscrasie urique transmise par les ascendants — ensuite

(1) Voir A. GUÉRIN, *De l'Albuminurie résiduale* (Thèse de Lyon, 1900).

l'hérédité brightique, surtout *l'hérédité collatérale.* En voici un bel exemple : un de mes malades affecté d'albuminurie résiduale post-scarlatineuse guérit au bout de quatre années ; trois de ses sœurs à ma connaissance font de l'albuminurie intermittente cyclique et deviennent mères sans incident — un frère meurt à 19 ans d'éclampsie, à la suite d'une néphrite scarlatineuse, dont il s'était appliqué à cacher les tendances à la chronicité. Or, dans cette famille, si lourdement frappée, le père et la mère sont gravement atteints d'arthritisme, tout en restant indemnes du côté de leur rein. Mais deux frères de mère sont l'un diabétique, l'autre atteint de néphrite interstitielle à laquelle il succombe sous nos yeux.

L'*albuminurie résiduale* peut se présenter sous plusieurs formes qu'il est absolument nécessaire de bien différencier.

C'est d'abord ce que nous avons appelé l'*albuminurie résiduale de continuité directe :* la maladie provocatrice (scarlatine, érysipèle, ou autre) a évolué, et le sujet a paru entrer en convalescence, il a repris ses forces, et les stigmates de la néphrite infectieuse ont disparu ; cependant les semaines et les mois se passent, et l'albuminurie, *restée constante,* persiste sans changement appréciable ; les urines centrifugées, malgré le retour apparent à la santé, contiennent encore des globules rouges, des leucocytes et des débris de cylindres granuleux ou épithéliaux. Serait-ce donc que la *néphrite aiguë a passé insidieusement à l'état chronique ?* Non, dans la plupart des cas. Il ne s'agit plus là que d'un *processus limité* ou *éteint,* en voie de réparation, n'entravant plus la fonction rénale que d'une façon relative, et ne retentissant sur l'état général de la santé que dans les proportions où les lésions du rein en voie de s'éteindre sont capables de limiter son fonctionnement.

Mais si cet état anatomique ne correspond pas à l'idée d'un processus inflammatoire passé à l'état chronique et *avec lequel il n'y a pas lieu de le confondre,* il se distingue aussi de *l'albuminurie résiduale vraie* (véritable processus de guérison), par la persistance de *certaines altérations de la sécrétion urinaire* (histologiques ou chimiques) et un certain degré d'insuffisance glomérulaire ou épithéliale qui mesure l'importance des symptômes correspondants et en précise la signification.

De pareils sujets doivent donc être considérés comme *incomplètement guéris,* et par conséquent en *état d'imminence morbide*, jusqu'au jour où le processus anatomique étant définitivement éteint et la perméabilité rénale régulièrement rétablie, ils seront sortis de la catégorie des patients affectés de *néphrite résiduale* pour entrer dans la série des sujets atteints d'*albuminurie résiduale*. Mais tant que le patient reste sous le coup de l'insuffisance fonctionnelle, qui est la conséquence nécessaire des altérations rénales, *en voie de rétrocession sans doute*, mais toujours existantes, il est exposé à présenter une série de manifestations somatiques ou fonctionnelles qui sont la conséquence nécessaire de l'infériorité des fonctions de la dépuration glandulaire. Et, suivant ce degré d'infériorité, on observera une série de troubles variés, tels que : œdèmes partiels et fugaces, surtout de la face ou des extrémités, un état de pâleur du visage avec un peu de bouffissure matinale, correspondant à un certain degré d'hypoglobulie avec souffle veineux des jugulaires, de la céphalée, parfois du vertige, de la difficulté d'application avec lassitude rapide à la suite de tout effort intellectuel un peu soutenu. On pourra constater simultanément des troubles digestifs passagers, quelquefois même durables, de l'éréthisme circulatoire, le plus souvent avec un léger degré d'hypertension (18 à 19 cm. au Potain).

Les altérations urinaires correspondantes sont en général les suivantes : souvent un peu de polyurie avec ou sans pollakiurie ; de l'albumine (de la sérine le plus souvent atteignant ou dépassant le gramme), albuminurie parfois *acéto-soluble* lorsque l'albuminurie résiduale est très ancienne et si le patient a fait longtemps usage du régime lacté ; en général les phosphates et les chlorures sont en déficit, les chlorures surtout — et l'on sait que Patein attribuait à *cette faillite de l'élimination chlorurée* ce *phénomène de l'acéto-solubilité*. Nous avons vu cependant l'acéto-solubilité urinaire coexister avec une élimination normale ou même plus élevée des chlorures (1). — Enfin on rencontre encore le plus souvent dans le culot de centrifugation des éléments figurés, globules rouges ou globules blancs, cellules rénales ou débris de cylindres, en quantité proportionnelle au degré d'irritation persistante du parenchyme. Alors les recherches classiques de la perméabilité renale révè-

(1) J. TEISSIER, *De l'Albuminerie acéto-soluble*. — Lyon, 1906, in *Rev. de médecine*.

lent le plus souvent une perméabilité générale réduite, dans des proportions d'ailleurs infiniment variables, mais en général toujours assez légères. C'est ainsi que pour une diurèse moléculaire totale oscillant autour de 2 500, le coefficient $\frac{\Delta}{\delta}$ a varié en moyenne de 1,48 à 1,74 (1). A cette diminution relative mais indéniable de la perméabilité correspond en général, comme nous l'avons déjà signalé, un peu d'hypertension (en moyenne de 17 à 19 au Potain), ce qui pour des sujets relativement encore jeunes est un chiffre assez élevé.

Ce passage de la néphrite résiduale à *l'état d'albuminurie résiduale vraie* est en général fonction de la nature étiologique de la néphrite elle-même. C'est ainsi que si l'albuminurie post-scarlatineuse évolue vers le mal de Bright confirmé dans les proportions de 20 0/0, et les albuminuries résiduales post-diphtéritiques ou post-puerpérales dans les proportions de seulement 10 0/0, les autres albuminuries post-infectieuses paient au mal de Bright un beaucoup moins large tribut. Mais dans cette évolution vers la chronicité, et pour en saisir la raison d'être, il ne faut pas négliger l'influence des causes secondes sur lesquelles nous avons déjà insisté maintes fois, en première ligne les *dispositions héréditaires*, et secondement les prédispositions individuelles du patient. Or, parmi ces dernières, il faut tenir grand compte de l'existence d'infections antérieures qui, sans avoir touché le rein d'une façon évidente, ont *toutefois modifié sa résistance* et l'ont incontestablement prédisposé à subir les atteintes d'une infection ultérieure, comme si les agressions premières apparemment inefficaces avaient créé dans l'organe une sorte de *véritable anaphylaxie anatomique*. Nous possédons dans nos notes une série de faits impressionnants qui pourraient être cités à l'appui de cette conception. Le plus souvent, c'est après une durée moyenne de 8 ou 10 mois que la *néphrite résiduale* évolue vers l'état *d'albuminurie résiduale vraie*. Mais cette évolution favorable peut se voir même au bout de 4, 5 et 6 ans.

(1) On trouvera d'ailleurs dans le long mémoire que nous avons publié sur le sujet dans le *Bull. Méd.* de 1904 et intitulé : Evolution des Néphrites infectieuses et de l'Albuminurie résiduale, *une série de tableaux synoptiques* résumant un nombre important d'observations avec les examens urologiques correspondants et les résultats parallèles des épreuves de perméabilité.

Passé ce terme, la *néphrite résiduale* peut être considérée comme ayant passé à la chronicité.

Formes cliniques de l'albuminurie résiduale vraie. — *Trois formes principales* correspondent aux manifestations symptomatiques du *syndrome albuminurie,* reliquat des poussées de néphrites infectieuses actuellement éteintes.

Dans une première modalité, l'albuminurie persiste à *l'état intermittent cyclique,* ou à grandes oscillations. C'est *l'albuminurie résiduale oscillante.*

Dans une seconde modalité, l'albuminurie se reproduit toujours par intermittence suivant un cycle ordinaire, régulier et constant. Il se produit bien parfois quelques irrégularités dans le rythme, mais sans que l'allure générale du cycle s'éloigne sensiblement du type primitif.

Dans une troisième catégorie de faits l'albuminurie persiste à *l'état permanent,* et sans que les causes contingentes qui sont susceptibles d'en faire varier le taux ne puissent en modifier les proportions. C'est ce que nous appelons l'*albuminurie résiduale fixe.*

Mais qu'il s'agisse de l'une ou de l'autre de ces trois formes, ce qui les caractérise d'une façon formelle et affirme leur degré d'intime parenté, c'est que dans tous les cas la *perméabilité* du *filtre rénal est complète,* que les dépôts urinaires ne contiennent ni cylindres, ni débris d'éléments figurés, et qu'en dehors de certains troubles nerveux qui peuvent être considérés comme les derniers vestiges de l'action de l'élément infectieux sur les centres encéphalo-médullaires, il n'existe plus trace des accidents imputables à l'imperméabilité rénale.

Ce qu'il y a lieu de remarquer aussi, c'est que la nature de l'infection provocatrice n'influe aucunement ici, inversement à ce qu'on observe en cas d'*albuminurie résiduale chronique de continuité directe,* sur le type clinique de l'albuminurie résiduale. Ici les allures cliniques du syndrome sont influencées bien plus par les dispositions individuelles ou ataviques du sujet que par la nature même de l'infection qui a engendré l'albuminurie.

Caractères spéciaux à chacune des formes cliniques de l'albuminurie résiduale vraie. — *a*) ALBUMINURIE RÉSIDUALE OSCILLANTE. — La lésion rénale primitive est éteinte — mais le rein réagit encore en face des excitations passagères (fatigue physique exagérée, établissement de la menstruation, secousses morales violentes). L'albuminurie est représentée presque exclusivement par de la *Sérine* — quelques leucocytes et débris épithéliaux dans les dépôts — jamais de cylindres — urines foncées avec décharges uratiques.

b) Albuminurie résiduale a type cyclique. — Elle répond à une période plus avancée de la stabilisation du syndrome. — *Deux formes principales :*

1° *Cycle régulier à prédominance méso-diurne* comme dans le syndrome Pavy-Teissier, élimination maxima de l'albumine au milieu du jour (de la globuline en majeure partie) avec décharge de colorants, d'urates et d'azotate d'urée. Dans certains cas, l'albuminurie se rapproche du type orthostatique, apparaît plutôt dans la matinée, et se caractérise par une élimination de sérine presque pure, avec dépôt muqueux plus ou moins abondant. Le processus inflammatoire est bien éteint, mais il lui survit un état de susceptibilité rénale qui n'est pas encore le retour complet à la santé.

2° *Type irrégulier à cycle inconstant* et influencé alternativement par une série de conditions provocatrices variées : ici par la marche ou la station debout prolongée, là par le travail digestif, ailleurs par les émotions violentes, ou un effort cérébral soutenu, ailleurs encore par une simple variation de l'ambiance barométrique ; les différentes causes provocatrices peuvent agir alternativement chez le même individu et entraîner des syndromes cliniques variant successivement avec la nature même et l'origine du trouble fonctionnel ayant entraîné la filtration de l'albumine.

c) Albuminurie résiduale fixe. — Elle représente le dernier mode de l'albuminurie résiduale vraie. Ici l'albumine, tout en continuant à filtrer, semble bien correspondre à l'extinction complète du processus irritatif et à la stabilisation d'une lésion anatomique passée à l'état d'épave cicatricielle, dont les tendances évolutives sont épuisées : l'albuminurie persiste simplement comme témoin de cette séquelle désormais inactivée.

En ces conditions, le type de la filtration albumineuse variera avec chaque sujet et au prorata de ses capacités fonctionnelles, ou de l'activité de ses moyens de défense. Chez les uns, c'est l'influence de l'alimentation qui sera prédominante et entraînera l'albuminurie méso-diurne, par l'accumulation des résidus à éliminer (influence de la nutrition retardante, avec abaissement du coefficient d'oxydation); chez d'autres, ce sera l'importance du surmenage cérébral qui conditionnera la filtration de l'albumine au niveau de l'appareil glomérulaire excité par le taux des déchets et des éléments phosphorés en surcharge à éliminer. Là, ce sera l'hérédité familiale qui laissera son empreinte, et l'*albuminurie résiduale fixe* se traduira, si le sujet est entaché de *tuberculose héréditaire* ou entraîné vers l'évolution granulique, par de l'albuminurie à cycle matinal fixe avec phosphaturie et hypotension : évolution que la séro-réaction ou la réaction de la déviation du complément pourront ne pas tarder à confirmer.

Mais pour nous le *type* d'*albuminurie résiduale fixe* est celui qui est représenté par ces cas infiniment intéressants de *néphrite infectieuse passée à l'état chronique*, et ne se manifestant plus au bout d'un nombre considérable d'années 25, 30 ans et même plus (comme chez notre vieux peintre dont nous avons rappelé maintes fois l'histoire), que par l'émission d'une *dose d'albumine fixe* que rien plus ne modifie, ni la marche, ni le surmenage cérébral, ni les indispositions intercurrentes (l'albumine peut même disparaître momentanément pendant ce temps) et qui correspondent à l'existence d'une *perméabilité rénale complète*, à une diurèse moléculaire absolument normale et au *rétablissement intégral de la fonction épithéliale*. Telle, par exemple, l'observation fort remarquable d'un jeune malade traité avec Potain en 1890 et qui, présentant encore en 1900 quelques moules granuleux avec de l'albuminurie oscillant de 0,60 centigr. à 3 gr. de séro-globuline, mais avec une *perméabilité très satisfaisante*, put se marier en 1903 avec une élimination d'albumine réduite à un taux fixe de 0,25 centigr. avec élimination maxima au milieu du jour, coefficient d'oxydation variant de 0,79, à 0,84 et une diurèse moléculaire totale de 3104 avec un $\frac{\Delta}{\delta}$ de 1,61. Depuis lors, et malgré l'existence de traces d'albumine, d'exercices parfois violents, de chasses à cheval prolongées, la santé n'a jamais fléchi.

Albuminurie résiduale tardive ou de reviviscence. — Ce titre vise une catégorie de faits tout à fait intéressants, mais d'interprétation tout particulièrement délicate. Ici les troubles de la sécrétion urinaire peuvent se présenter sous deux espèces de conditions fort différentes.

1o) Dans une première catégorie d'observations, il s'est agi d'une infection tout particulièrement légère, le jeune malade a présenté, au cours de la période aiguë de cette infection, de faibles proportions d'albumine et d'ailleurs d'une façon absolument passagère : à aucun moment le moindre signe de néphrite ; le malade, après une courte convalescence, a repris le cours de ses études, et pendant plusieurs mois la santé n'a rien laissé à désirer. Mais voilà que le jeune sujet se met à présenter des malaises inaccoutumés, de la pâleur, un peu de rachialgie, de l'inappétence, et s'il est en cours d'études, de la céphalalgie, de l'inaptitude au travail, etc. On examine l'urine et on constate l'existence d'une albuminurie habituellement intermittente, à cycle diurne ou orthostatique.

2o) Dans un second ordre de faits, les choses se passent un peu différemment : on est appelé auprès d'un enfant ou d'un adolescent atteint de scarlatine, de rougeole, de grippe, ou d'une simple angine herpétique ; on examine l'urine minutieusement chaque jour — à aucun moment on n'a constaté la présence de la moindre trace d'albumine. La convalescence d'ailleurs évolue régulièrement *toujours sans albuminurie.* Puis, au bout de 5 à 6 semaines, s'il s'agit par exemple de faire rentrer au collège le petit malade, ou de lui faire reprendre la préparation d'un examen difficile, le médecin consulté, derechef, et ayant examiné de nouveau l'urine, grande est la surprise de constater cette fois que celle-ci contient de l'albumine, à type généralement intermittent, méso-diurne ou orthostatique ; et si l'on répète quotidiennement cet examen, on constate bien vite que l'albuminurie est *devenue constante* et évolue vers un de ces types d'albuminurie le plus souvent à caractère cyclique que nous avons décrits chez bon nombre d'adolescents.

L'interprétation de ces *albuminuries post-infectieuses tardives* est tout particulièrement délicate. Certes, il ne saurait venir à l'esprit de nier que, dans bien des cas, cette albuminurie tardive soit actionnée directement par la pyrexie infectieuse qui l'a précédée, fût-ce même à de longues semaines de distance ; car il n'est pas illogique d'admettre que l'élimination des toxines microbiennes, répétée pendant des semaines, soit capable à la longue de congestionner le rein et de déterminer finalement l'apparition lointaine de ces albuminuries de cycle varié. Mais, d'une façon générale, j'estime que, dans la majorité des cas, il ne faut voir là que la reviviscence d'un processus ancien ou encore la mise en train d'une tendance constitutionnelle préexistante, *restée jusque là à l'état* latent, et dont la maladie infectieuse récente a précipité l'apparition. Autrement dit, ces *albuminuries résiduales tardives ne seraient le plus souvent que l'expression d'une disposition constitutionnelle ancestrale ou acquise et dont la pyrexie intercurrente n'a fait que déclencher l'évolution.* Et la meilleure preuve à invoquer en faveur de cette conception c'est que, dans bon nombre de nos observations, nous trouvons indiquée d'une façon formelle *l'existence préalable*, mais souvent oubliée, d'une de ces formes d'albuminurie intermittente si fréquentes chez les adolescents. Mais éclate la pyrexie, et voilà que le syndrome albuminurie autrefois constaté, au lieu de s'accentuer, va le plus souvent disparaître, et cela pendant toute la durée de l'infection, soit que le repos au lit ou que l'activité des échanges entretenue par la fièvre aient entraîné la disparition de l'albumine urinaire.

Mais, comme nous l'avons fait remarquer plus haut, la maladie aiguë, une fois éteinte, l'équilibre nutritif se réglant à nouveau d'après les dispositions personnelles du sujet, les manifestations diathésiques anciennes vont reparaître, et *avec elles l'albuminurie.* Nous pensons donc qu'à ce genre d'albuminuries convient tout spécialement la qualification d'*albuminuries de reviviscence.*

En général, ces albuminuries de reviviscence sont constituées le plus souvent par une *séro-globulinurie* d'importance variable, mais s'accompagnant presque toujours de *phosphaturie marquée.* La tension artérielle est habituellement basse, variant de 10 à 13 au Potain. La perméabilité rénale est normale, souvent même avec une *diurèse moléculaire totale exagérée,* mais l'élimination des chlorures est le plus souvent un peu au-dessous de la normale.

Ces albuminuries de *reviviscence* ne doivent pas être confondues avec certaines *albuminuries de rappel* qui peuvent, dans certaines conditions, se montrer chez d'anciens albuminuriques, depuis longtemps guéris, comme par exemple dans le cas suivant : une de mes malades de l'Hôtel-Dieu avait été atteinte autrefois, à l'âge de sept ans, de néphrite infectieuse *peut-être unilatérale*, à la suite d'une brûlure étendue, et qui, en tout cas, lui avait laissé de l'albuminurie jusqu'à l'âge de 12 ans avec des œdèmes à prédominance d'un seul côté. A partir de ce moment l'albuminurie a complètement disparu. Mais *trente ans* après, à la suite de crises de coliques hépatiques répétées, et d'une *cholécystite terminée par une fistule biliaire*, réapparition de l'albumine. Nous estimons qu'il ne s'agit pas là de reviviscence de la néphrite ancienne mais d'une albuminurie d'origine intestinale consécutive au détournement du flux biliaire devenu de ce fait impuissant à la désinfection du tube digestif. Du reste l'avenir a confirmé la justesse de cette conception, en montrant la disparition de l'albuminurie à la suite du rétablissement du cours normal de la bile. Or, il est bien évident, dans ce cas là, que l'albuminurie de la prime jeunesse n'a pu réapparaître qu'à la condition de trouver dans un état organique nouveau, la raison même d'un retour ou d'un rappel inexplicable en dehors des conditions nouvelles faites à la dépuration intestinale.

Conséquences lointaines des albuminuries résiduales désormais éteintes. Insuffisances rénales légères survivant à l'albuminurie disparue. Développement des névroses post-infectieuses. — L'albuminurie *n'est pas tout dans l'histoire des néphrites résiduales*, et ce serait un tort que de subordonner entièrement à sa permanence ou à sa disparition le jugement à porter sur l'avenir réservé à de pareils malades. Car l'albuminurie n'est qu'un symptôme dont la valeur séméiologique est infiniment variable, et dont la présence même peut n'avoir aucune conséquence fâcheuse, puisqu'elle peut même coexister avec le maintien d'une santé parfaite. Par contre, il se peut faire que l'albuminurie ait complètement disparu, que l'état général se soit amélioré à tel point que le rétablissement complet de la santé ne paraisse plus niable; et cependant le retour à l'état physiologique ne saurait être considéré comme complet, car le filtre rénal a conservé un certain degré d'imperméabilité. *L'expérimentation* et les *épreuves cryoscopiques* prouvent en effet que, dans certains de ces cas, la *perméabilité physiologique est sensiblement restreinte*. Et alors on comprend facilement pourquoi on a pu voir des jeunes femmes, en apparence guéries de leur albuminurie, faire à propos d'une grossesse, et d'une façon tout à fait inattendue, des accidents nerveux graves (grandes crises d'hystérie, ou accès de manie aiguë) ; ou de jeunes hommes devenir brusquement neurasthéniques, alors que rien dans l'état général de leur santé ne pouvait laisser prévoir une telle évolution. C'est qu'en effet, alors que l'albuminurie peut coexister avec un rein à perméabilité complète, assurant une désintoxication parfaite, on peut, d'autre part, voir l'intégrité apparente de l'urine coexister avec une imperméabilité relative et une rétention assez marquée des déchets. Et cette rétention résultant d'une *imperméabilité rénale latente*, survivant à des albuminuries résiduales disparues, pourra se traduire par une série de manifestations nerveuses, revêtant, suivant les dispositions familiales du malade, l'aspect nosologique le plus varié. Ici ce sera le *syndrome de la colique hépatique* éclatant dans le décours d'une scarlatine, à la suite d'une poussée d'albuminurie, colique hépatique suivie un an après, soit à l'âge de 16 ans, d'une crise de goutte caractéristique. Là on verra des accidents de manie aiguë éclater dans le décours d'une scarlatine ayant laissé subsister après elle des signes de néphrite aiguë résiduale, et alors que l'albuminurie a disparu depuis trois ans. Et l'expérimentation nous démontre que ces accidents sont bien fonction d'une surcharge toxique dépendant d'un défaut de dépuration urinaire — des expériences répétées nous ayant démontré en effet que, chez cette malade, le coefficient de la toxicité urinaire de Ch. Bouchard s'est abaissé à peu près de moitié (coefficient urotoxique *égalant* en effet en moyenne 0,255).

Ainsi l'albuminurie résiduale, en apparence disparue, peut devenir la source d'une série de phénomènes nerveux ou de manifestations dyscrasiques parfois très graves, qui paraissent pouvoir très vraisemblablement être attribués à l'action des substances toxiques accumulées dans la circulation, consécutivement à l'insuffisance de la dépuration rénale, condition d'où est née *l'apparition précoce d'une diathèse latente*, et cela sans que l'albuminurie ait jamais reparu.

Par contre, on peut assister à l'évolution de phénomènes nouveaux avec *albuminurie récidivée*, apparaissant souvent de longues années après la disparition de tout syndrome urinaire attribuable à la néphrite infectieuse depuis longtemps éteinte ; c'est l'histoire de la malade dont nous venons de relater l'odyssée pathologique page 48, et qui, 30 ans après l'évolution d'une néphrite consécutive à une large brûlure, vit l'albuminurie, alors disparue, réapparaître à la suite du développement d'une cholécystite calculeuse avec fistule biliaire, puis disparaître définitivement à la suite du rétablissement normal du cours de la bile.

Parmi ces accidents capables de se développer au décours, comme à échéance lointaine, de la néphrite résiduale apparemment guérie, il y a lieu de faire une place importante à certains phénomènes nerveux que l'on peut désigner sous le nom *d'accidents post-infectieux*, en ce sens qu'ils paraissent directement subordonnés à *l'insuffisance rénale relative pouvant survivre à la néphrite éteinte.* Ces phénomènes représentés cliniquement par une série de manifestations infiniment variées, depuis le tic simple, l'accès d'asthme vulgaire, le syndrome basedowien, jusqu'à la crise de neurasthénie, voire même de la grande hystérie, de la crise épileptique ou des manifestations psychiques les plus graves, ont à nos yeux un point de départ univoque : l'insuffisance de la dépuration rénale ; seules l'hérédité ou les tendances constitutionnelles du sujet orienteront ces manifestations nerveuses dans le sens du type clinique qui cadrera le mieux avec les dispositions morbides de l'individu.

En effet, il est pour nous bien démontré que ces accidents post-infectieux coïncident le plus souvent avec un défaut de dépuration urinaire, ainsi que cela résulte de nos recherches avec Crespin (1). Mais pourquoi la localisation de ces phénomènes post-infectieux sur le système nerveux plutôt que sur l'appareil cardio-vasculaire, le foie ou tout autre appareil organique ? Nous avons réponse à cette question dans de très anciennes expériences poursuivies avec Guinard (2) et prouvant que les toxines vieillies ont des effets bien différents de ceux des toxines fraîchement sécrétées : à ces dernières répondent des actions immédiates sur le système vaso-moteur, l'appareil cardio-vasculaire, aux toxines vieillies, une influence prédominante sur le système nerveux ; et la conclusion à tirer de ces expériences, c'est que plus on s'éloigne de la période aiguë des pyrexies, plus les toxines retenues dans l'organisme, du fait de l'insuffisance de la

(1) CRESPIN : *Essai d'interprétation pathogénique de certaines névroses post-infectieuses* (Thèse de Lyon, 1891).

(2) TEISSIER et GUINARD, *Recherches expérimentales sur les effets des toxines microbiennes*. (Travail du laboratoire du Prof. S. Arloing, 1895.)

dépuration urinaire, ont chance d'impressionner le système nerveux. Mais on ne saurait prétendre que ces troubles nerveux soient *constamment proportionnels* au degré de l'imperméabilité rénale survivant aux lésions laissées au niveau du rein par l'infection disparue; car, si l'hypotoxicité des urines est le plus souvent proportionnelle au degré de l'imperméabilité rénale survivant à la néphrite éteinte, ce qui nous semble bien démontré c'est que, seul, le *pronostic évolutif de la névrose est directement subordonné au degré de la perméabilité rénale.*

Mais il n'est pas prouvé que cette *imperméabilité rénale relative* survivant *parfois des années* à la néphrite résiduale en apparence guérie, soit fatalement destinée à s'aggraver avec le temps, et à ouvrir finalement la porte au mal de Bright.

Et si des faits, sans doute fort bien étudiés comme ceux de Potain, de Lécorché et Talamon, de Brault, montrant le mal de Bright évoluant 25 ou 30 ans après une première poussée de néphrite, peuvent être invoqués à l'appui de la doctrine de Clément Dukes, de Dickinson soutenant que toute néphrite résiduale est la première étape du mal de Bright, nous ne saurions souscrire à cette conception vraiment par trop pessimiste, et qui est certainement en contradiction avec la réalité des faits méthodiquement et surtout suffisamment longtemps observés.

C'est faute d'avoir observé suivant les règles d'un déterminisme suffisamment rigoureux et d'avoir suffisamment distingué entre les faits, que des cliniciens éminents ont formulé un pronostic aussi sévère — autrement ils auraient vu que ce pronostic évolutif est avant tout fonction de la nature même de la néphrite résiduale — ils auraient reconnu que la presque totalité des cas rapportés comme exemples d'évolution tardive vers le mal de Bright concernent presque exclusivement des faits d'albuminurie résiduale post-scarlatineuse ; ils auraient constaté que les albuminuries post-typhiques, post-diphtériques, ourliennes ou surtout post-érysipélateuses n'évoluent que très rarement vers le mal de Bright ; car lorsque ces infections conduisent à la néphrite chronique, c'est le *plus souvent d'emblée*, ou après avoir passé par une *période d'albuminurie résiduale chronique permanente,* et d'ailleurs relativement assez courte. Lorsqu'elles ont passé à l'état *d'albuminurie résiduale vraie*, que ce soit à forme intermittente cyclique ou acyclique ou encore mieux à l'état d'albuminurie résiduale fixe, la transformation brightique ne se produit en quelque sorte jamais Je suis même disposé à admettre que de tels sujets ont moins de chance d'évoluer vers le mal de Bright confirmé (étant bien entendu que chez eux la perméabilité rénale est parfaite, les fonctions endo-sécrétoires des épithéliums normales, et la quantité d'albumine *réduite à ce taux fixe et immuable* qui est pour nous la caractéristique des lésions définitivement éteintes) que tel autre sujet ayant subi à une période de sa vie une infection de même nature qui aura intéressé passagèrement son rein, sans avoir laissé toutefois de l'albuminurie lui survivre, mais qui aura conservé un certain degré d'imperméabilité glomérulaire.

Sans doute il ne paraîtra pas dénué d'intérêt de trouver résumées ici, dans un tableau d'ensemble, les principales conditions susceptibles de donner naissance au syndrome de *l'albuminurie résiduale*, comme les modalités différentes (albuminurie intermittente ou définitivement chronique) sous la forme desquelles le syndrome peut se perpétuer, et les conséquences enfin que cette permanence de l'albuminurie peut entraîner pour le sujet qui en est atteint.

Classification des albuminuries résiduales survivant aux infections éteintes. Caractères symptomatiques. Evolution. Pronostic.

1er Groupe. — Albuminurie résiduale chronique permanente de continuité directe (albuminurie chronique de survivance immédiate). — C'est une *néphrite résiduale* se manifestant par des phénomènes variés : 1° persistance de troubles généraux de la santé (bouffissure générale ou partielle des tissus, pâleur, lassitude, inaptitude au travail) et *divers troubles circulatoires ;* 2° par la *persistance de troubles urinaires* bien qu'atténués (cylindrurie intermittente ou fixe, éléments cellulaires dans les dépôts, leucocytes, globules rouges ; 3° par une disposition marquée aux poussées subaiguës (recrudescences faciles) ; 4° par la *fréquence des réinfections.*

Trois évolutions possibles :

1° *Guérison définitive et complète*, réalisable même après quatre ou six ans.

2° *Guérison relative* : passage à l'état d'*albuminurie résiduale vraie* (fixe ou intermittente du groupe 2).

3° *Passage à la chronicité définitive*, avec évolution vers le *mal de Bright confirmé* : 20 fois pour 100 (albuminurie résiduale post-scarlatineuse, albuminurie des tranchées) ; 5 à 10 fois pour 100 (albuminurie résiduale post-érysipélateuse, post-puerpérale, post-diphtérique, post-grippale) ; plus rarement pour les autres infections (oreillons, rougeole, varicelle, etc.).

2e **Groupe. — Albuminuries résiduales vraies** (albuminuries compatibles avec un équilibre de santé satisfaisant) : absence de phénomènes généraux marqués. *Perméabilité rénale relative ou complète malgré la présence de l'albuminurie.*

Trois modalités principales :

1er Type. — Albuminurie irrégulière ou *acyclique* à oscillations prononcées (*albuminurie résiduale oscillante*) : la *lésion rénale persiste à l'état d'épine* susceptible d'entraîner des *mouvements fluxionnaires* intermittents, plus ou moins passagers. Symptômes généraux *atténués* mais *décelables*. Troubles urinaires légers. Imperméabilité relative mais faible.

2e Type. — Type *cyclique*. La lésion est éteinte ou compensée et persiste à l'état *cicatriciel* ou *parcellaire* avec perméabilité rénale parfaite.

a) *Constant :* intermittent diurne (forme Pavy-Teissier). Orthostatique.

b) *Inconstant* : avec périodes plus ou moins longues d'*analbuminurie* ; exemple : type paracataménial chez la femme.

3e Type. — *Albuminurie résiduale fixe :* Albuminurie à type permanent, qu'il s'agisse d'albuminurie cyclique ou permanente, mais désormais *non modifiable* et persistant avec santé parfaite et *perméabilité complète.*

3e **Groupe. — Albuminuries résiduales tardives (ou de reviviscence).** — Réveil ou provocation d'une des modalités communes de l'albuminurie des adolescents, méconnue avant l'infection et éteinte au cours de son évolution, ou suscitée par elle.

Règles de thérapeutique et d'hygiène générales à appliquer à la cure des néphrites infectieuses et de l'albuminurie résiduale. — Bien que les limites restreintes de ce travail ne comportent pas un chapitre spécial de thérapeutique, il me paraît impossible de ne pas signaler tout au moins les enseignements qui sont comme la conséquence nécessaire des faits généraux que nous venons de mettre en lumière.

C'est, en premier lieu, la nécessité absolue de combattre avec une extrême rigueur les poussées de néphrites infectieuses se produisant dans le cours ou à la suite des différentes pyrexies; *Toute albuminurie, même légère, qui survit quelque temps à une infection*, doit être sévèrement traitée et sans hésitation il faut imposer le séjour au lit et le régime lacté absolu : il est indispensable d'attaquer le mal dans sa racine, si l'on veut éviter de le voir durer. Suivant l'importance de la fluxion rénale, on aura recours à une révulsion, modérée ou énergique, et souvent même aux applications de sangsues dans la région lombaire. Dans quelques cas il sera utile d'ajouter à la diète lactée quelques médicaments spéciaux, quinine, tanin exclusivement préparé à l'alcool (Potain), ou bien encore, surtout s'il y a des œdèmes, de l'alcool nitrique à la dose de 15 gouttes en moyenne, par jour, suivant la vieille pratique de Forget, reprise il y a bien des années par mon père, le Pr B. Teissier. J'ai eu plusieurs fois à en constater les bons effets, principalement dans les anasarques d'origine scarlatineuse.

C'est dans ces formes aiguës ou subaiguës que le lait d'ânesse trouve une indication courante et rend de véritables services ; car dans ces poussées de néphrite infectieuse les phénomènes gastriques du début sont souvent tellement intenses que le malade a beaucoup de peine à tolérer le lait de vache.

Mais la période franchement aiguë a pris fin, l'albuminurie semble avoir disparu ; à quel moment est-on autorisé à revenir au régime mixte, sans risquer de compromettre la guérison définitive et d'exposer le malade aux inconvénients d'une rechute ? Je ne puis à cet égard que maintenir absolument les règles de conduite que j'ai formulées dans une publication antérieure :

« Quand l'albuminurie a complètement disparu, qu'il n'existe aucun signe d'intoxication, que le bouillon gras ou un morceau de poisson, donnés à titre d'essai, ne l'ont pas fait reparaître, on est autorisé à revenir d'une façon progressive et mesurée à une alimentation mixte, composée d'abord de quelques œufs, d'un peu de jambon ou de poulet bouilli, ou de quelques purées féculentes (pommes de terre ou lentilles) accommodées au lait. Mais, si les aliments donnés à titre de pierre de touche ont seulement ramené des traces d'albumine, il faut redoubler de prudence et ne revenir que très lentement à l'alimentation solide. Bien des malades qui ont quitté notre service, se croyant guéris parce qu'ils avaient recouvré leurs forces, et qu'ils n'avaient plus d'albumine depuis quelques semaines, sauf dans les heures de digestion, qui suivaient l'absorption d'une tasse de bouillon ou d'une portion de poisson, y sont revenus quelques mois après en pleine urémie, pour avoir cru trop tôt au retour complet de la santé et avoir méconnu les règles de diététique générale que nous avions pensé devoir leur fixer. »

J'ajoute à ces règles diététiques la nécessité d'observer pendant très longtemps le *décubitus horizontal*, tout au moins le matin et le soir, et surtout *dans les deux heures qui suivent le repas de midi*, non seulement afin d'éviter la station debout prolongée qui, selon nos observations antérieures, peut provoquer à elle seule et pour son propre compte de l'albuminurie, mais encore et surtout pour éviter le développement de la dilatation de l'estomac et, conséquemment, l'albuminurie digestive qui l'accompagne si souvent, l'adjonction d'une albuminurie de ce genre ne pouvant que retarder la guérison ou provoquer le rappel de l'albuminurie primitive. C'est dans ce même ordre d'idées qu'il faudra réduire à des proportions raisonnables la quantité de boissons ingérées et ne pas trop insister alors sur le régime lacté qui peut avoir lui-même des inconvénients.

Il faudra conseiller aussi et simultanément une bonne hygiène de la peau, des frictions douces, et quelques bains tièdes, bains légèrement salés et stimulants, en recommandant les plus grandes précautions contre le refroidissement. La surveillance ne se relâchera que lorsque le régime, un exercice soutenu, ou le travail cérébral ne provoqueront pas le retour de l'albuminurie. Mais bien souvent, c'est déjà à une époque lointaine du début que l'on est appelé à voir le malade ; et c'est à 5 ou 8 ans que remonte la dothiénentérie ou la scarlatine, cause de l'albuminurie constatée. Or celle-ci se présente soit à l'état chronique permanent, soit avec des allures intermittentes nettes. Dans cette dernière hypothèse, si l'albuminurie reste dans des limites à peu près fixes et que ne modifient ni la fatigue physique, ni le surmenage intellectuel, ni le molimen cataménial chez la femme, encore moins les maladies aiguës intercurrentes (il se peut même faire que, dans ce dernier cas, soit du fait du séjour au lit, soit du fait même de la fièvre qui provoque la combustion plus complète des albuminoïdes, l'albumine disparaisse pour ne se déceler à nouveau qu'une fois la convalescence achevée et avec le retour à la vie commune), *alors il n'y a vraiment pas de traitement à suivre ;* car, dans de pareilles conditions, l'albuminurique n'est plus un malade : il doit être considéré comme guéri et le rôle du médecin doit se borner à lui recommander la prudence, le repos relatif, une bonne hygiène générale, de la *révulsion lombaire* (badigeonnages à la teinture d'iode de préférence), enfin, et si le sujet accuse un peu de lassitude ou de faiblesse, l'usage alternatif et par intervalle de quelques préparations quiniques, phosphatées ou iodotanniques. La médication martiale sera réservée au cas où les signes d'anémie seront plus sensibles.

Mais si l'albuminurie est permanente (bien qu'elle ne se révèle par aucun symptôme sérieux, que l'état général de la santé soit bon, la perméabilité rénale complète et que l'albuminurie ne soit pas sujette à des variations importantes sous l'influence des causes contingentes que nous avons déjà citées) il y a lieu d'être plus sévère et de recommander l'observation plus méthodique des règles d'hygiène ou de régime prescrites. Cette permanence dans l'albuminurie implique une fuite épithéliale réelle ou l'existence d'une zone de tissu altéré jouant le rôle d'une véritable cicatrice en plein parenchyme. Certes, la lésion est bien compensée ; mais, comme chez un cardiaque valvulaire, dont la lésion est certaine, qu'advienne une infection nouvelle, qui, même sans toucher le rein, supprime l'action dépuratrice des autres émonctoires, comme le foie : alors le rein pourra devenir, de ce fait même, et sans lésion nouvelle, insuffisant, et le malade pourra succomber aux conséquences directes de l'infection générale. J'ai observé des faits analogues chez des albuminuriques de date très ancienne, à la suite d'une grippe ou d'une dothiénentérie ayant touché le foie, et sans que l'albuminurie préexistante ait été modifiée dans ses allures ou ses proportions.

Conséquences éloignées des albuminuries résiduales. — Résolutions à prendre relativement au mariage, à l'assurance sur la vie et à l'admission aux grandes écoles : on connaît notre opinion en ce qui concerne les albuminuries fonctionnelles (voir Tome I). Il est nécessaire de les formuler en ce qui concerne les *albuminuries résiduales*.

1°) *Le mariage ?* Je ne pense pas qu'il y ait lieu de s'opposer lorsque l'albuminurie conserve les caractères de l'*albuminurie résiduale vraie*, c'est à-dire lorsqu'elle ne s'accompagne d'aucun trouble fonctionnel marqué laissant supposer l'existence d'une *perméabilité réduite* et surtout si l'albuminurie *reste fixe*, à un taux que ne modifient ni l'exercice, ni le régime, ni le travail intellectuel. Je connais plusieurs de ces malades mariés depuis bien des années déjà, et dont la santé me paraît être excellente; de nombreuses jeunes femmes ont pu franchir l'écueil de la maternité sans en être autrement éprouvées et sans qu'elles aient eu à encourir les chances d'accidents éclamptiques. J'ajouterai cependant qu'en raison des dangers d'une infection puerpérale toujours possible, la question doit, en ce qui concerne la femme, être pesée peut-être avec un soin plus minutieux. J'estime donc, lorsqu'on se trouve placé devant un cas d'albuminurie post-infectieuse de la première catégorie (albuminurie résiduale oscillante), c'est-à-dire devant une albuminurie encore influençable par la plupart des causes secondes que nous connaissons, et permettant de soupçonner un certain degré d'imperméabilité rénale, il est préférable de s'abstenir ou de surseoir. Tout dépend aussi des conditions de bien-être ou d'hygiène générale dans lesquelles la malade sera placée.

2°) *L'assurance sur la vie.* Il est un peu plus difficile de se prononcer. Personne à l'heure actuelle ne saurait trancher la discussion avec des arguments formels, car il faudrait opposer à une statistique établissant les chances de mortalité ou de survie chez 50 ou 100 adultes, absolument bien portants à 20 ans, une statistique parallèle portant sur un même nombre de sujets affectés, à la même époque de la vie, d'*albuminurie résiduale vraie*. Le temps nécessaire à établir une pareille comparaison est loin d'être écoulé et la discussion reste ouverte. J'ai quelque raison de penser cependant que les tables de mortalité ainsi dressées, et portant sur des faits bien étudiés et rigoureusement triés, ne présenteraient pas de différences sensibles. En tout cas il me paraît nécessaire et légitime de s'élever, là encore, contre l'ostracisme auquel ont été condamnés les jeunes sujets à qui une scarlatine, une diphtérie ou une grippe plus ou moins sévères ont laissé quelques traces d'albumine souvent même difficiles à déceler, et cela pour les mêmes raisons que nous avons fait valoir déjà en envisageant la question à propos des albuminuries fonctionnelles, raisons qui conservent ici toute leur valeur.

De même *pour les grandes écoles*, je n'hésite pas à conclure que *l'albuminurie résiduale* ne doit pas être une cause formelle d'exclusion. C'est au médecin qui a soigné les jeunes malades de savoir les conseiller avec clairvoyance : car il est certain que c'est la préparation aux concours, bien plus que le travail réalisé à l'école même, qui constitue le vrai danger. Il y a donc une expérience préalable à tenter ; le travail intellectuel forcé, l'exercice prolongé surtout à cheval augmentent-ils sensiblement les proportions d'albumine et la font-ils apparaître en dehors des périodes d'albuminurie habituelles? *certes, il est prudent de s'abstenir* et de montrer au candidat l'intérêt qu'il peut avoir à orienter autrement sa carrière et ses études. Ces divers essais restent-ils sans influence ? Il n'y a alors aucune raison rigoureuse de décourager une vocation ou de contrecarrer de sérieux intérêts de famille. J'estime pourtant qu'aux candidats se destinant à la carrière militaire il vaut mieux déconseiller la cavalerie, la pratique du cheval étant, même chez les gens bien portants, un exercice qui expose à la congestion des reins et à la production de l'albuminurie transitoire.

III

LES ALBUMINURIES D'ORIGINE TUBERCULEUSE

(Albuminuries tuberculaires.)

Rayer fut le premier qui crut pouvoir affirmer des rapports de *causalité* possibles entre *la tuberculose et l'albuminurie.* Jusqu'à lui l'existence de pareilles relations morbides était universellement niée. La tuberculose impressionne cependant le rein de vingt façons différentes, et y exerce son influence par l'entremise de processus infiniment variés.

Notre but ne saurait être ici de passer en revue toutes ces modalités de l'albuminurie développée au cours de l'évolution de la bacillose ; travail fait d'ailleurs excellemment par Le Noir dans une thèse aujourd'hui classique (1891). Laissons donc de côté toutes les formes d'albuminurie non directement imputables à l'action du bacille de Koch ou de ses toxines, et qui, d'après Le Noir lui-même, peuvent être appréciées à 50 °/₀ (et dans ce nombre il faut comprendre les albuminuries relevant aussi bien de la fièvre du début que des poussées thermiques résultant des phénomènes de résorption ou d'hecticité, ainsi que l'albuminurie attribuable à l'excès de la dyspnée, aux troubles digestifs, aux défaillances fonctionnelles du foie, voire même à l'action irritante de certains médicaments, ou des déchets provenant des surcharges alimentaires, etc.) ; nous limiterons cette étude à la description des formes cliniques de l'albuminurie directement imputable à l'infection tuberculaire, nous contentant de mettre en relief et de bien différencier les types essentiels qu'il importe au praticien de bien connaître pour en apprécier la signification et la valeur pronostique, et surtout pour lui permettre de leur appliquer une diététique et une thérapeutique rationnelles.

C'est en nous guidant sur ces idées directrices que nous décrirons en trois chapitres distincts, et sans tenir compte de l'ordre chronologique suivant lequel il nous a été permis de concevoir, d'isoler et de décrire ces intéressants syndromes :

1) Les albuminuries par *intoxinisation tuberculeuse* ances-

trale ou acquise, qui constituent la classe des *albuminuries paratuberculeuses.*

2) Les albuminuries prémonitoires, ou ouvrant la voie à l'éclosion de la tuberculose pulmonaire ou viscérale, ou *albuminuries prétuberculeuses.*

3) Les albuminuries enfin résultant d'une infection tuberculeuse préalable et d'une localisation de la bacillose sur le parenchyme rénal lui-même ou *albuminuries tuberculeuses proprement dites.*

Imprégnation ou intoxinisation ancestrale ou acquise. — Albuminurie paratuberculeuse consécutive.

Nous savons depuis longtemps que le bacille de Koch sécrète différentes sortes de poisons : en première ligne un poison soluble dans l'eau et très diffusible (la tuberculine), puis des poisons adhérents, bien étudiés par Auclair dès 1895, et dont cet auteur a mis en évidence les propriétés, suivant qu'ils sont solubles dans l'éther (*éthérine* avec son action stéatosante) ou dans le chloroforme (*chloroformine* avec ses propriétés sclérosantes). Il y a enfin des poisons endo-bacillaires dont l'essence même et les propriétés individuelles ne sont pas encore nettement définies.

Quoi qu'il en soit, ces différents poisons jouant dans l'organisme le rôle de *véritables antigènes* ont le pouvoir de provoquer dans nos tissus ou nos humeurs des réactions particulières, constituant des *moyens de défense assez puissants* pour neutraliser parfois l'action des antigènes, les détruire même (action bactérolytique) et finalement aboutir à *l'immunisation* du sujet préalablement infecté.

Les moyens de défense (agglutinines et anticorps) peuvent être mis facilement en évidence dans nos humeurs (sang, urines, liquide ascitique ou pleural) par différentes réactions dont la valeur a subi la consécration du temps : les *agglutinines*, par le séro-diagnostic d'Arloing-Courmont, pratiqué à l'aide des cultures homogènes de bacilles de Koch, réalisées suivant la technique de S. Arloing; les *anticorps*, dont le premier le professeur Maragliano a démontré l'existence chez les tuberculeux (1),ainsi d'ailleurs que S. Arloing lui-même l'a attesté dans une circonstance solennelle (2), et dont la présence est facilement révélée par la réaction de Bordet-Gengou (réaction de déviation du complément) (3).

Bien que ces deux réactions ne soient pas toujours parallèles, leur valeur clinique est considérable,en ce sens que,*très positives* toutes deux, elles impliquent une réaction infiniment favorable de l'organisme, des tendances naturelles à la neutralisation des antigènes et la possibilité de l'évolution terminale vers l'*immunisation.*

Mais la présence de ces éléments divers (poisons bacillaires, anticorps ou antitoxines) en circulation dans notre sang n'ont pas toujours une origine identique : tantôt ils ont *été introduits dans notre économie directement avec l'antigène spécifique*; c'est même là leur source habituelle. Nous savons, en effet, d'après les doctrines nouvelles sur l'origine de la tuberculose, que celle-ci résulte le plus souvent d'une *réinfection*, la première pénétration des germes infectants remontant à la seconde enfance : jusqu'à l'âge de 7 ans,en effet,l'enfant présente presque toujours une *séro-réaction négative*. A partir de cet âge,au contraire, jusqu'à 15 ou 16 ans, une goutte de son sérum sanguin précipite le plus souvent 10 ou 15 gouttes de culture pure de bacille de Koch (Arloing-Courmont). Conclusion : l'enfant a été constamment l'objet à la fin de la première enfance d'une infection bacillaire légère qui s'est manifestée cliniquement par des malaises d'ordre différent,variant suivant la *disposition héréditaire* de chacun, et se présentant sous le masque, soit de ces fièvres indéterminées décrites souvent sous le nom de « fièvres catarrhales de l'enfance », « ou bien encore de poussées d'entéro-colite muco-membraneuse, d'asthme infantile, d'adénopathie bronchique et bien souvent de cette *albuminurie intermittente* de l'*adolescence* dont nous allons tracer les grands caractères cliniques (ALBUMINURIE PARATUBERCULEUSE).

Alors *l'antigène provocateur a disparu des humeurs*, et l'enfant s'est spontanément immunisé grâce aux propriétés

(1) MARAGLIANO, *Congrès de médecine interne de Bordeaux*, 1895.

(2) Discours de S. ARLOING, Jubilé du Prof. Maragliano, Gênes, 1906.

(3) BORDET-GENGOU, *Annales Inst. Pasteur*, mai 1901.

défensives dont il conserve souvent plus ou moins longtemps la trace (1). Ainsi s'explique très simplement, il nous semble, cette immunisation spontanée dont Marfan le premier a depuis conçu l'existence, et que, de son côté, Calmette a plus récemment acceptée.

Mais l'intoxinisation bacillaire n'a pas toujours cette *origine acquise*. L'imprégnation toxinique peut avoir chez l'enfant une *origine ancestrale;* l'observation clinique comme certaines constatations nécropsiques, nous ont poussé à admettre comme démontré ce point de *départ ancestral*, c'est-à-dire la transmission des poisons, en dehors de la transmission du bacille lui-même, et cela, par filtration à travers les membranes placentaires. Une seule preuve, et combien démonstrative : Une jeune fille affectée en 1900 d'une broncho-pneumonie tuberculeuse ayant débuté par une hémoptysie foudroyante et nous ayant présenté pendant plusieurs semaines des crachats farcis de bacilles, comme deux de ses frères d'ailleurs, atteints, le premier d'une laryngite spécifique, le second d'une tuberculose à forme broncho-pneumonique, dont il mit 4 ans à triompher, guérit elle-même assez rapidement. En 1905, je l'autorise à se marier : elle devient mère ; à sa première grossesse, je prie mon collègue Arloing d'assister à l'accouchement et le charge de recueillir du sang à la section du cordon, convaincu que j'étais qu'on trouverait dans la sérosité sanguine la preuve de l'espoir que j'avais manifesté au père de famille que, bien qu'issus d'une mère précédemment tuberculeuse *mais aujourd'hui absolument guérie*, ses enfants seraient en état de défense et *peut-être même immunisés*. Quelle ne fut pas ma satisfaction en constatant que le sang ainsi recueilli présentait une *faculté d'agglutination de + 1/50*, chiffre absolument inusité à cette première période de la vie et qui confirmait d'une façon éclatante mes propres prévisions. D'ailleurs notre ancienne malade est devenue depuis 7 *fois mère* et la santé de ses enfants après 13 ans ne lui a pas donné la moindre préoccupation.

Des constatations anatomiques formelles sont venues d'autre part confirmer de leur côté cette *conception de l'intoxinisation ancestrale*, indépendamment de la transmission du bacille pathogène. Je n'en puis trouver de plus bel exemple que celui

(1) MARFAN, Immunité conférée par une tuberculose locale, guérie (*Arch. gén. méd.*, 1886).

d'une petite malade que j'ai pu observer plus de 4 ans de suite dans mon ancien service de l'Hôtel-Dieu et qui, affectée de *dextrocardie* avec rétrécissement mitral et tricuspidien combinés, et plus tard d'ascite pour laquelle elle réclama elle-même la laparotomie et enfin de déterminations pulmonaires ou viscérales qui, maintes fois, nous firent redouter l'explosion d'une granulie ou l'évolution toujours attendue mais jamais réalisée de l infection tuberculeuse, finit par mourir, sans que dans aucun de ses organes, très minutieusement examinés, on ait pu trouver à l'amphithéâtre trace de la moindre lésion tuberculeuse. Les pièces furent d'ailleurs présentées à la Société médicale des hôpitaux par mon très distingué collègue et successeur dans le service, M. Josserand.

Or, pendant toute sa longue odyssée morbide, les humeurs très régulièrement examinées ne cessèrent de présenter une *séro-réaction extrêmement positive*, avec un taux d'agglutination atteignant des chiffres que nous n'avons que très rarement retrouvés. *L'imprégnation tuberculineuse* agissant isolément ici, c'est-à-dire indépendamment du bacille absent, *n'était donc pas douteuse*.

Et ces mêmes caractères *d'imprégnation ancestrale* ne se rencontrent pas seulement à titre exceptionnel chez quelques individus isolés, mais ils peuvent se retrouver chez tous les membres d'une même famille, constituant ainsi comme une tare originelle qui relie entre eux tous les membres de la même souche et cela pour plusieurs générations. En voici d'ailleurs un bien remarquable spécimen :

Un de nos anciens malades, soigné autrefois par un clinicien de grande expérience, pour des manifestations tuberculeuses du poumon non contestables (sa mère avait succombé d'ailleurs avec des accidents de tuberculose avérée), meurt sous nos yeux d'accidents urémiques consécutifs à une néphrite calculeuse dont nous pûmes suivre le développement pendant de longues années. Or, de ses 4 enfants, l'aîné a fait à 23 ans une pleurésie avec épanchement, le second a présenté pendant de longues périodes de temps de l'albuminurie à type intermittent, irrégulier (aujourd'hui il a de la glycosurie passagère), la sœur cadette est franchement diabétique, et la dernière, extrêmement malingre, devenue sourde du fait de la présence d'énormes végétations adénoïdes, a présenté à plusieurs reprises, du côté de ses voies respiratoires, des poussées congestives suspectes, puis de ces phénomènes de péri-appendicite dont la nature n'est souvent que trop claire; mais aucune de ces lésions n'a évolué : du reste le sérum sanguin de cette dernière agglutine les cultures homogènes d'Arloing à 1 p. 15. Et, fait particulièrement intéressant, parmi les descendants de cette seconde lignée j'ai pu suivre déjà, chez les trois aînés, trois grands enfants qui ont présenté de l'albuminurie intermittente à grandes oscillations et à *maximum matinal tardif*, et tous trois présentaient un séro-diagnostic bacillaire des plus caractéristiques; chez eux, l'albuminurie disparut d'ailleurs vers la 19e année. Les enfants de la sœur cadette sont encore trop jeunes pour avoir été soumis à notre observation.

Il nous semble inutile d'insister davantage. Et d'ailleurs, que l'intoxinisation soit d'origine ancestrale ou qu'elle dépende d'une infection tuberculeuse légère de l'enfance, désormais éteinte, les conséquences de cette intoxinisation seront capables d'entraîner des résultats identiques et en particulier des *irritations viscérales ou tissulaires* qui, suivant leur importance et leur siège, provoqueront l'apparition de syndromes d'ordre infiniment varié, en premier lieu le *rétrécissement mitral* dit *congénital*, et dont il appartenait à notre maître Potain et à son élève le Professeur Pierre Teissier de dévoiler les rapports avec la tuberculose. Nous avons vu, depuis, le rétrécissement tricuspidien se développer dans de mêmes conditions, et même nous ne serions pas étonné qu'un processus parfois de même nature ne puisse intéresser les valvules aortiques. Nous avons en effet actuellement dans notre service un malade atteint d'une arthrite de Volkman (épaule gauche) qui présente simultanément un rétrécissement mitral et une insuffisance aortique combinés, sans qu'on ait pu jamais observer chez lui la moindre poussée de rhumatisme articulaire aigu : chez ce patient, du reste, *la réaction de Bordet-Gengou vis-à-vis des antigènes tuberculeux est nettement positive.*

Ailleurs, l'intoxinisation donnera lieu à un rhumatisme chronique, type Poncet, chez d'autres à des poussées sur les séreuses (pleurite ou péricardite sèche), ou bien encore fluxions périappendiculaires avec production d'adhérences; chez d'autres encore à des localisations irritatives sur les tuniques de l'aorte abdominale (Potain et nous-même).

Mais la localisation qui nous intéresse le plus c'est celle qui peut atteindre le rein, et se traduire par une *albuminurie intermittente* affectant des allures bien définies, et ayant une personnalité assez tranchée pour constituer un type morbide nettement caractérisé. Voilà, en effet, une série d'attributs dont chacun a sa signification bien distincte.

I. — **Albuminurie paratuberculeuse.** — C'est une manifestation de la seconde enfance, répondant le plus souvent à une période de croissance importante et rapide : elle frappe habituellement des adolescents de 13 à 18 ans. On retrouve en général chez les ascendants des stigmates d'une tuberculose ancienne guérie, ou d'une intoxinisation ancestrale (poussée de pleurite aux sommets, arthrites suspectes, diabète des ascendants, directs ou collatéraux, tuberculose génito-urinaire, etc.). Le sujet a présenté de la lassitude inaccoutumée; parfois, s'il se trouve en période préparatoire d'examen, une difficulté d'application contre laquelle il s'irrite; chez la jeune fille, la période menstruelle détermine un état d'indolence inusité, assez souvent des douleurs lombaires si les reins ont de la tendance à la ptose, plus rarement une suspension du flux cataménial. L'urine est devenue plus abondante; *comme elle est pâle et souvent un peu trouble* et conserve assez longtemps de la mousse à la surface, les parents vigilants se préoccupent et font pratiquer une analyse. Je connais d'assez nombreuses mères de famille qui ont fait elles-mêmes ce premier examen, ce qui leur a permis de faire d'emblée leur diagnostic. Mais si elles ont formulé le *diagnostic de fait*, elles n'ont pas établi le *diagnostic de cause ;* et, cependant, il en est qui ont remarqué que leur fille ne rend de l'albumine *que le matin* et que celle-ci a disparu dans l'urine de l'après-midi, devenue plus limpide et parfois plus colorée ; alors elles se sont arrêtées d'elles-mêmes à l'idée d'une *albuminurie orthostatique*, et elles viennent, non nous demander un diagnostic pathogénique (elles se sont fait une raison sur ce point), mais un régime à suivre, un conseil pour la direction ultérieure des études ou l'indication de la cure thermale à prescrire.

Mais la question n'est pas aussi simple ; pour porter un jugement à bon escient il est nécessaire d'exiger une analyse d'urines complète *avec épreuves de perméabilité*, et une détermination des réactions humorales par un technicien expérimenté ; au préalable, vous avez fait une exploration méthodique de la circulation et des viscères et vous avez noté une intégrité absolue des organes respiratoires, un cœur sain, parfois légèrement excitable, avec des bruits quelquefois un peu éclatants, avec tendance au doublement ou au redoublement du *bruit systolique* : la tension artérielle n'est jamais basse, jamais nous ne l'avons trouvée au-dessous de 17 au Potain, quelquefois elle peut s'élever jusqu'à 18 1/2. En général, le coefficient d'oxydation n'est pas abaissé.

Entre temps, les recherches de laboratoire ont été exécutées et elles ont donné les résultats suivants :

Analyse chimique : albumine totale pour 24 heures (de la sérine principalement) de 0,40 centigr. à 1 gr., quelquefois plus ; pas d'augmentation de l'urée, pas d'exagération des phosphates, chlorures en chiffre normal ou un peu abaissé. Abaissement habituel du point de congélation. *Diurèse moléculaire* totale ne dépassant pas 2.500 à 2.700 avec un rapport $\frac{\Delta}{\delta}$ s'élevant un peu au-dessus de la moyenne. En résumé *légère imperméabilité des reins.*

Si, ces premières constatations faites, et l'examen des dépôts centrifugés ayant permis de constater l'absence d'éléments figurés de quelque importance, et surtout l'absence totale de bacilles de Koch, vous poussez plus avant les investigations, et recourez, si vous êtes convenablement outillé, à la recherche des antigènes et des anticorps suivant la méthode de Bordet, vous devrez constater l'*absence d'antigène,* sauf parfois de la tuberculine qui peut fixer le complément d'une façon faiblement positive. En tous cas, l'inoculation au cobaye vient confirmer ces premiers renseignements de laboratoire ; *elle est constamment négative.*

Par contre, l'examen du sérum sanguin dénote constamment une importante réaction défensive contre l'intoxinisation dont elle devient ainsi le véritable critérium révélateur, en montrant une *séro-agglutination toujours forte* des cultures homogènes d'Arloing soit à + 10, + 15 ou même davantage.

Si l'on se borne ensuite, après ces investigations fondamentales, à suivre les variations de l'albuminurie *dans son cycle* et ses oscillations, on constatera aisément qu'à de très rares exceptions près, cette albuminurie conserve quasi invariablement son rythme typique *d'albuminurie à maximum matinal tardif* (entre onze heures et midi habituellement) pour décroître ensuite progressivement jusqu'à sa disparition complète vers les cinq heures du soir. Un écart de régime, une fatigue inaccoutumée, un travail intellectuel trop soutenu, une émotion violente, une variation barométrique brusque, l'approche de la poussée cataméniale chez la jeune fille provoqueront souvent une élimination plus importante d'albumine qui pourra alors dépasser notablement le gramme, tandis qu'un repos prolongé à la montagne ou à la mer, un voyage d'agrément dans la quiétude de l'esprit, l'apport d'une bonne nouvelle, pourra suspendre, et pendant même plusieurs jours, la déperdition albumineuse.

Et cela se passera ainsi pendant des mois et des années même, jusqu'au jour où l'enfant, parvenu à 18 ou 19 ans, c'est-à-dire à une période de *stabilisation nutritive*, verra les phénomènes urinaires s'atténuer d'abord, puis s'espacer dans leurs manifestations ; l'albumine passera ensuite à l'état de traces, et sans grandes oscillations. Ensuite l'albuminurie finira par disparaître définitivement, et cela sans qu'une *localisation nouvelle, soit pulmonaire, soit viscérale, soit venue se substituer au syndrome albuminurique disparu* : le plus souvent ces malades peuvent se considérer comme *immuns*.

Toutefois il peut se faire que l'immunisation, vraisemblablement acquise du fait de cette intoxinisation toxi-bacillaire, *ne soit pas définitive* et que, sous l'influence de causes déprimantes ou de fatigues excessives, la tuberculose puisse enfin évoluer. Le fait est exceptionnel. J'en possède cependant un exemple très remarquable chez un notaire d'un département voisin, qui, atteint dans sa jeunesse d'une poussée de tuberculose légère, dont il avait conservé de l'albuminurie intermittente ayant tous les caractères d'une *albuminurie paratuberculeuse*, avec hypertension, insuffisance rénale légère (2296 de diurèse moléculaire totale avec un grand $\frac{\Delta}{\delta}$ de 1,69), sans bacilles de Koch, et avait présenté deux grosses nodosités rhumatismales avec rétraction de l'aponévrose palmaire consécutivement à un traumatisme violent dont il fut victime (accident de chemin de fer). Dix ans après (1902), à la suite d'ennuis importants (procès multiples, situation d'affaires embarrassée), la pression artérielle s'étant abaissée de + 20 à + 15, des poussées de cystite alternant avec de la congestion passagère des sommets, une phosphaturie marquée s'étant accentuée et *l'albuminurie ayant disparu*, on assistait en 1905 à la double évolution d'une tuberculose pulmonaire et réno-vésicale.

En résumé, signes d'intoxinisation spécifique antérieure, personnels ou transmis héréditairement, albuminurie de l'adolescence intermittente, de type cyclique, à *maximum d'élimination matinale tardive*, contrairement à ce qui se voit dans l'albuminurie orthostatique vraie (élimination rapide après le lever) et signes d'imperméabilité rénale légère avec diminution plus ou moins marquée de la diurèse moléculaire. Pas d'abaissement de la tension artérielle, qui reste au contraire plutôt au-dessus de la normale, tous signes répondant assurément à l'existence d'une irritation sourde, mais souvent éteinte, de l'appareil glomérulaire. Enfin, *réactions humorales défensives* (séro-diagnostic Arloing-Courmont) + épreuves de la déviation du complément) attestant la nature de l'intoxinisation et les tendances de l'organisme à en triompher. Voilà, certes, un ensemble de caractères bien propres à donner à ce syndrome de *l'albuminurie paratuberculeuse* une valeur clinique bien personnelle, et surtout combien différente de cette autre modalité de l'albuminurie intermittente, prémonitoire de l'invasion tuberculeuse proprement dite, et que depuis 1894 nous avons décrite *sous le nom d'albuminurie prétuberculeuse* (1).

Ce type d'albuminurie paratuberculeuse dont nous venons d'esquisser le tableau est comme calqué, sauf quelques rares détails, sur notre première description de 1905 que nous avons développée plus tard dans une clinique de 1909 (2).

Mais il existe des formes ébauchées que nous avons appris depuis à reconnaître, et qu'il importe de signaler au praticien ; formes atténuées ou latentes et qui ont besoin, pour se manifester, de l'*adjonction d'un facteur nouveau*, qui viendra mettre en évidence l'existence de l'albuminurie, laquelle, sans cette collaboration fâcheuse, ne se serait peut-être pas manifestée. Je vise ici l'albuminurie paratuberculeuse déclenchée par la coexistence d'une ptose rénale. Nous ne pouvons entrer à ce sujet dans de longs détails, ni aborder la discussion des rapports de

(1) J. Teissier, De l'albuminurie prétuberculeuse (1er *Congrès de médecine interne*, Lyon, 1894).

(2) Albuminurie prétuberculeuse et albuminurie paratuberculeuse. Leçon clinique (*Sem. méd.*, 1909).

l'albuminurie avec le rein mobile, question fort intéressante et qui a été exposée d'une façon aussi claire que complète par deux de mes élèves : les docteurs Pallasse et J. Monier (1).

On a tort, en effet, de croire que le seul fait d'avoir une *ptose rénale prononcée,* fût-elle même bilatérale, soit suffisant pour entraîner l'albuminurie. Certes, la torsion du pédicule rénal est un adjuvant puissant de la filtration albumineuse, *mais elle n'est pas suffisante,* s'il ne vient s'ajouter d'autres facteurs : mécaniques, comme *la lordose,* si fortement incriminée par certains de nos confrères de Lausanne, ou dycrasiques, comme les diathèses urique et oxalique, et *bien souvent l'intoxinisation tuberculaire.* Cette notion est d'un intérêt pratique de premier ordre et entraîne le praticien à rechercher immédiatement l'existence des facteurs collatéraux susceptibles de concourir, dans les cas d'albuminurie concomitante, à la ptose rénale, à la production de l'élément albuminurie ; le praticien arrivera facilement par voie d'élimination à reconnaître la nature même de ce facteur associé, ce qui lui permettra d'en combattre plus utilement l'influence. Du reste les caractères généraux de l'albuminurie paratuberculeuse que nous avons énumérés plus haut se retrouveront ici, tout en pouvant être un peu estompés, pour confirmer la nature de la disposition constitutionnelle préexistante, en particulier des signes légers d'insuffisance rénale, avec tendance faiblement hypertensive et l'élévation marquée du taux de la séro réaction antituberculeuse.

II. — **Albuminurie prétuberculeuse, albuminurie prémonitoire de l'invasion tuberculeuse et des localisations lésionnelles spécifiques.** — A la très grande rigueur, si l'on s'en tenait au sens strictement littéral des mots, ce genre d'albuminurie ne devrait pas rentrer dans le cadre des albuminuries curables, la disparition de l'albuminurie ne pouvant être considérée comme *synonyme de guérison*, puisqu'ici l'albuminurie ne disparaît le plus souvent que pour céder la place à des manifestations d'une bien autre gravité. Mais nous ne saurions rester esclaves de la tyrannie des mots, et il s'agit là d'une question de diagnostic différentiel trop délicate, et d'un

(1) Consulter la thèse de MONIER, *Valeur séméiologique de l'albuminurie dans ses rapports avec le rein mobile chez l'enfant et chez l'adulte* (Thèse de Lyon, 1909).

intérêt pratique trop grand, pour que nous ne l'examinions pas avec tout l'intérêt qu'elle comporte.

Du reste, nous ne nous attarderons pas à des détails inutiles ; les faits dont, pour la première fois, nous avons exposé les traits généraux au Congrès de médecine interne de Lyon de 1894 ont été quasi unanimement acceptés ; ils ont reçu le contrôle du temps et des principaux observateurs compétents, ce qui nous permettra de limiter notre description à deux points essentiels.

1° *Caractères cliniques*, troubles urinaires et symptomatologie de l'albuminurie prétuberculeuse ; 2° *Interprétation pathogénique des accidents*.

Depuis tantôt 25 années que nous nous appliquons à coordonner les faits à l'appui de notre conception du début, nous avons recueilli bien des observations, mais il en est peu qui nous paraissent plus démonstratives que les deux suivantes, que nous extrayons, la première, de notre communication de 1894, la seconde, de notre leçon publiée dans la *Semaine médicale* de 1909.

1er *Fait* : Jeune homme de 17 ans, de haute stature, issu de parents en apparence bien portants : le père cependant est goutteux, la grand' mère brightique ; un frère est mort de tumeur cérébrale. En mai 1889, le patient accuse de la lassitude et un certain degré d'inaptitude au travail : on constate, alors, 0,50 centigr. d'albumine dans les urines, mais *l'albuminurie est intermittente à cycle diurne*, et s'accompagne d'une élimination importante de matières colorantes et de phosphates terreux. Il n'y a aucun trouble de la respiration, ni du système circulatoire. En septembre cependant de la même année il survient une congestion hémoptoïque d'un sommet, d'ailleurs rapidement dissipée : on ne trouve pas d'albumine. L'hiver est excellent, sauf de temps à autre une réapparition passagère de l'albuminurie, toujours au milieu du jour. En mars 1890, on note un état grippal, pendant trois semaines, avec manifestations congestives du côté du poumon, bouffées de râles fins inspiratoires, extrêmement mobiles, sans prédominance aux sommets ; pas d'hémoptysie, pas d'albuminurie. L'été suivant, l'état respiratoire est parfait ; cependant l'albuminurie a reparu avec son caractère intermittent diurne du début.

L'hiver 1890-1891 se passe dans des conditions excellentes. Toutefois, au printemps 1891, on constate un purpura très confluent, avec un gros œdème des membres inférieurs, douleurs et gonflements péri-articulaires, *mais sans albuminurie*. Celle-ci reparaît une dernière fois pendant l'été, à de rares intervalles jusqu'au printemps 1892, époque où elle *disparaît définitivement* pour céder la place à des phénomènes de congestion des sommets, *passagers d'abord*, mais bientôt avec des déterminations fixes, accompagnées de grands accès fébriles, et auxquelles le malade finit par succomber en trois mois, *sans que pen-*

dant tout ce temps-là on ait jamais pu retrouver trace d'albumine dans l'urine.

2e *Fait :* Une jeune femme de 25 ans environ, et affectée de sténose mitrale, est mariée à un distingué confrère de la Loire, presque son parent, qui, du reste, connaissant sa fâcheuse hérédité, l'entoure des soins les plus clairvoyants et les plus empressés. Elle est fille en effet d'une mère atteinte de tuberculose génito-urinaire à évolution très lente, nièce de tuberculeux surrénal ; son frère atteint d'arthrite traumatique du genou a de l'albuminurie intermittente à cycle diurne ; deux cousins seront affectés plus tard d'albuminurie intermittente. Chose bien digne d'attention, tant que les signes de rétrécissement mitral développés chez elle à la suite d'une chorée persistent, la *santé est excellente* et jamais ne se produit le moindre trouble apparent de l'appareil respiratoire. Cependant, au bout de quelques mois de mariage, apparaissent des traces d'albumine dans l'urine, mais le *matin seulement.* On sollicite alors mes conseils : je constate de la *globulinurie matinale* et encore à faible degré, mais déjà on note au sommet droit, en arrière, des signes d'induration légère. Ma première impression est cependant rassurante, songeant à la fréquence des déterminations de même siège dans le cours de la sténose mitrale non endocarditique. Toutefois cet optimisme du premier abord fait vite place à des craintes plus justifiées, lorsque, ayant ausculté minutieusement le cœur, il me fut impossible de percevoir l'existence des signes révélateurs que, pendant plus de quatre années, j'avais constatés avec une remarquable fixité. Je n'hésite pas alors à mettre l'albuminurie observée sur le compte de *l'intoxinisation tuberculeuse* et je fais part de mes appréhensions au mari médecin. Grâce à des soins d'une sage et constante prévoyance, pendant près d'un an, les choses restent en l'état, avec des alternatives de mieux et de moins bien. L'albuminurie se montre toujours irrégulièrement et par intermittence. Mais voici qu'elle semble diminuer d'abord, s'espacer ensuite dans ses poussées. Une hémoptysie foudroyante éclate, pendant une période de villégiature. Les deux poumons sont envahis de haut en bas avec une brutalité désespérante, et en moins de quatre semaines la mort arrive dans un accès d'asphyxie ultime.

Un de nos élèves, le Dr Bory, dans une bonne thèse publiée en 1894 (1), a rapporté un nombre imposant d'observations du même genre, presque toutes empruntées à notre pratique personnelle, et d'où il a tiré un exposé d'ensemble de *l'albuminurie prétuberculeuse*. Comme nous nous sommes attaché à le faire nous-même, il a insisté d'abord sur *ces phénomènes de balancement* bien suggestifs, entre les poussées de l'albuminurie et les localisations congestives sur le poumon, et il s'est appliqué à déterminer quelques-uns des caractères généraux du syndrome urinaire correspondant. Le SYNDROME nous semble

(1) BORY, *De l'albuminurie prétuberculeuse* (Thèse de Lyon, 1894).

en effet d'autant plus intéressant qu'il peut s'opposer, d'une façon bien tranchée, au syndrome si précis de l'*albuminurie paratuberculeuse*. En voici les principaux éléments : albuminurie presque constamment intermittente, généralement *à cycle matinal tardif*, comme dans la forme précédente d'albuminurie paratuberculeuse, mais pouvant affecter aussi, comme dans notre observation 1o, p. 70, le type intermittent à cycle méso-diurne ; albuminurie en faible proportion, *mais constituée surtout par de la globuline*. Pas d'éléments figurés dans les dépôts : ni cylindres, ni bacilles; matières colorantes et phosphates en excès, petites hématuries encore assez fréquentes, parfois des *traces d'acétone* (insuffisance fonctionnelle du foie, ainsi que l'attestent les résultats négatifs de l'épreuve de la phlorizine faite parallèlement). *Enfin absence de tout signe d'imperméabilité glomérulaire,* taux toujours élevé de la diurèse moléculaire dépassant constamment 3000, et hypertoxicité urinaire parallèle, comme l'a constaté Bory et comme nous l'avons bien des fois noté depuis. Le plus souvent abaissement du taux du coefficient d'oxydation.

Rien à noter du côté du cœur, quelquefois un souffle doux diastolique à la veine cave, répondant à un certain degré d'anémie : absence constante de galop. La tension artérielle est toujours basse (12 à 13 au Potain en moyenne) et peut descendre jusqu'à 9 (observation résumée plus loin).

Enfin c'est là un signe sur lequel nous ne saurions trop insister : du côté des humeurs : réactions de défense nulles (séro-réaction d'Arloing-Courmont toujours négative, contrairement à ce qui existe dans la forme précédente). Quelques faits plus récents nous autorisent même à penser qu'en général l'absence d'anticorps mise en évidence par la réaction de Bordet-Gengou vient corroborer cette *conception de la défaillance des éléments de défense,* et expliquer la victoire définitive du bacille sur les forces de résistance que l'organisme lui avait préalablement opposées. Mais nous n'avons pu encore poursuivre ces recherches sur une assez longue période pour être absolument affirmatif sur ce dernier point.

En somme, *globulinurie* habituelle, à élimination matinale maxima, augmentation parallèle des phosphates et souvent des chlorures, hypotension, absence de phénomènes d'imperméabilité rénale même relative, urines hypertoxiques (par hyperélimination des déchets et des toxines), pas d'éléments figurés dans les dépôts, à part de la cylindrurie hyaline sans signification du reste spéciale, pas de bacilles de Koch habituellement. Nous verrons cependant plus loin (observation de la page 92) que, dans la période intermédiaire qui accompagne le fléchissement de l'albuminurie ou en précède la disparition on peut rencontrer de rares bacilles — phénomène prémonitoire, à brève échéance, des déterminations pulmonaires ou cérébrales de l'infection tuberculeuse, — enfin évolution le plus souvent vers l'éclosion de la bacillose confirmée (explosion granulique infectante, ou localisation partielle sur le poumon ou d'autres viscères), disparition de l'albuminurie *à ce moment*. Tout ceci constitue, à n'en pas douter, un ensemble assez frappant pour écarter toute confusion possible avec les albuminuries paratuberculeuses précédemment décrites, et, surtout avec tout autre type d'albuminurie intermittente de l'adulte.

Principaux types évolutifs de l'albuminurie prétuberculeuse — Nous avons décrit dans nos publications antérieures trois types principaux que notre pratique de ces dix dernières années nous permet de conserver intégralement.

a) **Il y a d'abord une forme granulique** : elle n'est point rare, nous en avons observé malheureusement de trop nombreux exemples : l'histoire de notre petite malade rapportée page 71 nous en fournit le tableau impressionnant ; deux de nos pauvres élèves ont été emportés dans des conditions analogues, l'un d'eux même, auteur d'une thèse intéressante sur les caractères urologiques des albuminuries intermittentes. Il nous paraît inutile d'insister.

b) **Il y a ensuite une forme phtisiogène**, dans laquelle les accidents évoluent avec moins de brutalité, et mettent parfois, après une *série de balancements* entre les poussées fluxionnaires sur les poumons et les décharges albumineuses, deux et trois ans pour arriver à leur terme.

En voici un exemple bien caractéristique (Observation III de Bory). Il s'agit d'une jeune fille de 15 ans, de belle constitution apparente, ayant perdu sa mère en 1889 de tuberculose à forme pleurale ; père rhumatisant et habitué à des écarts de régime fréquents. Un frère de sa mère a succombé à l'âge de 16 ans aux suites d'une tuberculose à évolution rapide ; un oncle maternel est affecté d'albuminurie intermittente. Trois sœurs sont bien portantes, et n'ont d'ailleurs été jamais malades depuis.

Appelé à voir Mlle X... quelques mois après la mort de sa mère, elle nous est présentée comme offrant des signes de dépression et d'anémie qu'on attribue autour d'elle au surmenage et au chagrin. Nous décelons immédiatement *la présence de l'albumine*, et nous nous livrons les jours suivants à une série d'examens qui nous permettent de constater d'abord que l'albuminurie est intermittente, mais à cycle variable, et toujours accompagnée de *phosphaturie*, et jamais d'éléments figurés dans les dépôts. A ce moment, l'examen de tous les organes pratiqué très rigoureusement ne dénote aucune altération appréciable. On prescrit le repos et une médication appropriée ; le poids augmente, les forces reviennent et l'hiver suivant (1890-1891) se passe sans que la santé ait été éprouvée d'une façon appréciable : *il n'y a pas d'albumine.*

Quelques mois après (printemps 1891), après quelque relâchement dans le régime, nouvel examen : l'albuminurie a reparu, en faibles proportions toutefois, et toute l'attention se porte sur l'état des voies respiratoires : il y a une toux sèche persistante et l'on reconnaît vite sous la clavicule gauche des bouffées nettes de râles fins. En juin de la même année, l'albuminurie a *complètement disparu*, mais les accidents respiratoires se sont *accentués*. Après une cure thermale et un séjour prolongé à la montagne, il se produisit une amélioration telle que notre malade sans surveillance et abandonnée à sa fantaisie passe toute l'année 1892 n'observant ni soins ni régime ; si bien qu'au début de 1893 une nouvelle poussée s'étant produite du côté des sommets, elle succombe le mois de juillet suivant, avec des accidents pulmonaires subaigus et sans que *l'albuminurie ait reparu durant cette période caractéristique de la maladie.*

Nous avons sous les yeux l'histoire à peu près identique d'un jeune homme de R... chez lequel la maladie mit près de 3 ans à évoluer pour aboutir à une poussée avec hémoptysie terminale après une série de *balancements significatifs*, balancements paraissant répondre à des périodes où l'organisme semble alternativement lutter avec avantage contre l'infection et d'autres périodes où, ses moyens de résistance étant épuisés, l'élément spécifique poursuit avec succès son agression. Nous aurons à tirer parti de semblables observations particulièrement suggestives pour l'interprétation ultérieure des faits.

c) Cependant tous les cas d'albuminurie prétuberculeuse n'aboutissent pas à une issue aussi malheureuse ; on peut, en effet, décrire une **3e forme à évolution lente,** pouvant, après de longues années, évoluer vers la guérison et peut-être même elle aussi vers l'immunisation.

En voici trois exemples dignes d'attention :

1) M. G..., habitant une petite ville de la Loire, présente en 1886 de l'albuminurie intermittente, entrecoupée de légères hématuries, revenant par périodes de 5 à 6 jours de durée, surtout après des efforts un peu prolongés. En 1889, des fatigues digestives pénibles viennent s'associer à ces accidents primitifs et s'accompagner de troubles nerveux avec phénomènes neurasthéniques très accusés ; l'albuminurie persiste avec cycle intermittent diurne, mais *avec phosphaturie prononcée et*

hypotension. De 1889 à 1896, alternatives de mieux et de moins bien, période *enfin d'analbuminurie plus prolongée* que lors des rémissions antérieures et aboutissant au développement d'une pleurésie à marche torpide du côté droit ; signes *de congestion suspecte du sommet correspondant*. Au bout de quelques mois, rétablissement apparent de la santé. Jusqu'en 1900, réapparition passagère de l'albuminurie, mais sans hématurie, relèvement de la tension artérielle tombée précédemment à 10 au Potain, urines pâles et abondantes se rapprochant plutôt des caractères de l'urine des albuminuries paratuberculeuses. Revu en 1905, l'albuminurie a définitivement disparu, et sans trace d'accidents du côté de l'appareil pulmonaire. Depuis lors, santé parfaite. L'état général de M. G... est excellent ; il est marié, père de famille et se déclare complètement guéri : nous ne constatons chez lui que des signes d'adhérence de sa base droite, vestiges de son ancienne pleurésie et de l'abaissement du rein droit ; tension artérielle de 17 à 18.

2) Mlle C. T..., fille de mère morte tuberculeuse et de père brightique, nous est présentée en 1887 avec de *l'albuminurie à cycle matinal* et de l'incontinence nocturne. Etant donnés les antécédents et des phénomènes très suspects de congestion du sommet, de l'hypotension, je n'hésite pas à porter le diagnostic d'albuminurie *prétuberculeuse*. Trois mois ne s'étaient pas passés que *l'albuminurie ayant disparu*, on me ramène la jeune malade dans l'espoir de me faire constater sa guérison : elle n'avait *plus d'albumine assurément*, mais on notait au sommet droit des râles sous-crépitants secs qui ne laissaient aucun doute sur leur nature. Vivant dans un milieu très éclairé et attentif, elle fut immédiatement soumise aux soins les plus minutieux : repos absolu, séjour à la montagne, cure arsénicale et reconstituante. Au bout de 3 ans, elle est guérie, et sans retour, de l'albuminurie. Mariée depuis à un confrère instruit et expérimenté, elle est minutieusement surveillée, elle est devenue 5 fois mère sans le moindre accident. Nous avons eu récemment de ses nouvelles : *depuis trente ans*, la guérison ne s'est donc point démentie.

3) M. D..., contre-maître dans une de nos grandes usines, marié à une femme morte quelques années auparavant de tuberculose et rendant depuis cette époque de l'albuminurie d'une façon intermittente, lassé de voir ce symptôme qui l'inquiète persister aussi longtemps, et hanté de la possibilité de l'infection conjugale, vient nous demander conseil (1888). M. D... présente des signes d'induration des sommets, une tendance fébrile l'après-midi, une nervosité étrange, et enfin des traces d'albumine, albuminurie ici néanmoins continue, mais à maximum nettement *matinal* et accompagnée de phosphaturie ; aucun trouble circulatoire, tension artérielle 18. Cure de régime. Séjour à la montagne, médication par le tanin et l'arsenic jusqu'en 1902, époque où l'on constate la *disparition des phénomènes pulmonaires et le retour de l'albuminurie du type intermittent habituel au cours de l'albuminurie paratuberculeuse* [cycle matinal tardif, globulinurie prédominante, phosphaturie, hypotension (14, 15, etc.)] En 1905, retour d'une forte poussée d'albuminurie *continue et massive*, à la suite d'une grave atteinte de grippe ; mais poussée passagère, car des localisations aux sommets s'étant à nouveau produites au cours de la défervescence de l'attaque d'influenza, l'albuminurie ne *tarda pas à s'atténuer*, puis à disparaître, alors que les *lésions pulmonaires s'accentuaient*.

Pendant 4 années, M. D... s'attacha à combattre par les soins hygiéniques les plus minutieux et un traitement rationnel ces déterminations pulmonaires dont il finit d'ailleurs par triompher définitivement, si bien que, maintenant, après dix ans, il peut être considéré comme complètement guéri. Fait important à signaler, pendant ces 4 années où les accidents semblèrent se concentrer sur l'appareil broncho-pulmonaire, la pression artérielle ne tomba pas au-dessous de 18 au Potain.

Ces observations nous paraissent avoir une très haute portée clinique, étant donnée la longue période de temps pendant laquelle les malades ont été suivis. Sans doute leur intérêt serait encore plus grand si elles pouvaient être complétées par les recherches de laboratoire que l'expérimentation moderne a mises entre nos mains. Ce sera l'œuvre de l'avenir, mais déjà les quelques enseignements que le laboratoire nous a fournis et dont nous tirons parti plus loin nous font espérer que les conceptions pathogéniques que l'observation des faits cliniques nous ont inspirées ne tarderont pas à recevoir leur complète confirmation.

Et en effet, nous en savons déjà suffisamment pour nous permettre, dans bon nombre de cas, de poser un pronostic de très grande probabilité, et de prévoir les chances qu'un sujet atteint *d'albuminurie prétuberculeuse* peut avoir d'évoluer vers une forme relativement bénigne de l'infection bacillaire et de s'orienter vers la guérison.

En première ligne, nous tiendrons compte de l'apparition torpide et lente des déterminations pulmonaires, sans instabilité thermique ou poussées fébriles irrégulières, de leur prédominance sur les séreuses pleurale, articulaire ou péritonéale, avec tendance de la sécrétion urinaire à se rapprocher des caractères de l'*albuminurie paratuberculeuse*. Nous possédons en effet un certain nombre d'observations de substitution de poussées de rhumatisme de Poncet à l'albuminurie disparue. Nous avons publié, de même, l'histoire d'un brillant officier traité autrefois par nous pour de l'albuminurie intermittente cyclique et qui fit, à l'âge de 17 ans, une poussée de mésentérite tuberculeuse avec ascite, diagnostiquée par l'éminent pédiatre qu'était Jules Simon. Le sujet entra à Saint-Cyr, put faire campagne aux colonies et a joui depuis d'une parfaite santé.

La persistance d'une pression artérielle haute, la permanence ou l'apparition d'une *séro-agglutination fortement positive*, une formule leucocytaire neutrophile d'Arneth inclinant vers la droite, et maintenant, la présence *d'anticorps* révélés par la réaction de Bordet et Gengou, permettront de faire ce pronostic favorable avec grande chance de le voir se réaliser.

Pathogénie de l'albuminurie prétuberculeuse.* — *Action expérimentalement démontrée de la tuberculine. Rôle probable de la bactériolyse. — Dès le début de nos recherches pour démontrer l'existence d'une albuminurie prétuberculeuse, telle que nous l'avions cliniquement constatée, nous avons pensé pouvoir incriminer l'action *vaso-dilatatrice* de la tuberculine agissant de concert avec ses effets irritants, sur le parenchyme rénal. Nous connaissions l'expérience très suggestive de Ch. Bouchard, montrant que la tuberculine injectée au lapin détermine non seulement de l'albuminurie, comme l'avaient constaté S. Arloing, Rodet et Courmont au point de vue expérimental et aussi Chauffard dans une observation clinique remarquable, mais qu'elle produit de la vaso-dilatation générale, comme le prouve la *dilatation des vaisseaux du fond de l'œil,* après injection intra-veineuse : dilatation qui persistera plusieurs jours si on n'en modère l'action par l'injection d'une *anectasine,* par exemple l'anectasine du bacille pyocianique. Nous basant d'autre part sur ce fait, bien mis en évidence par les observations de Potain, à savoir le ralentissement de la circulation provoqué par le sommeil qui, en entraînant de la dilatation des cavités droites et de la stase du courant veineux, va renforcer encore la congestion du rein due à l'action directe de la tuberculine, nous avions pensé trouver dans ces deux facteurs essentiels (action irritante et vaso-dilatatrice de la tuberculine, d'une part, ralentissement matinal de la circulation veineuse, de l'autre) l'explication des *deux caractères dominants de l'albuminurie prétuberculeuse,* son caractère fluxionnaire et intermittent et son cycle particulier avec *élimination maxima* d'albumine le matin.

C'est du reste l'interprétation que Bory a soutenue de son côté dans sa thèse inaugurale et celle que des expériences plus récentes, entreprises dans mon laboratoire avec le concours de mon collègue le Professeur Arloing, tendraient à faire considérer comme suffisantes, d'autant mieux qu'un fait nouveau nous fut révélé au cours de ces recherches (1) : c'est le développe-

(1) Voir : J. Teissier et F. Arloing, Contribution expérimentale à la pathogénie de l'albuminurie prétuberculeuse (*A. F. A. S. Clermont-*

ment de *phénomènes congestifs en foyer*, au niveau du parenchyme pulmonaire, après disparition de la filtration de l'albumine à travers le rein.

Mais en regardant de plus près, et en considérant au point de vue clinique l'existence si impressionnante de ces *balancements* que nous avons maintes fois rencontrés entre les localisations sur le parenchyme pulmonaire et les périodes d'albuminurie ; attendu, d'autre part, qu'il est assez difficile de comprendre pourquoi c'est au moment où la germination tuberculeuse recevrait un regain d'activité favorable à des localisations nettement constituées que la tuberculine serait éliminée en proportion minime ou même nulle, il nous a semblé qu'il y avait lieu de soupçonner l'action d'un autre facteur, c'est-à-dire celle de la *bactériolyse*. — Celle-ci ne saurait être contestée aujourd'hui, nous l'avons nettement observée *in vitro* à l'exemple des savants expérimentateurs de l'Institut de Gênes, et bien des fois, à notre laboratoire, nous avons pu mettre sous l'œil de nos visiteurs les préparations démonstratives de notre préparateur R. Biot.

Et alors, quoi de plus logique et de plus adéquat à l'évolution des faits cliniques que d'admettre que l'albuminurie prétuberculeuse répond à une période de l'infection, où la destruction des germes est complète ; d'où l'albuminurie avec globulinurie, l'hypertoxicité urinaire du fait de l'élimination des déchets organiques associée aux éléments de la bactériolyse, et la vaso-dilatation intense, source de l'hypotension constamment observée, et plus particulièrement imputable à la tuberculine. Mais vienne à manquer la production des éléments de défense (agglutinines,

Ferrand, 1908). Dans cette note où l'action *albuminogène* de la tuberculine est de nouveau expérimentalement démontrée, un autre fait d'importance capitale est mis en relief : c'est l'action irritative sur les *épithéliums rénaux* des injections soit d'émulsion de culture de tuberculose solide, soit de culture homogène de bacilles tuberculeux. Dans ces deux modes d'intoxinisation, l'albuminurie se montre encore mais un peu plus tardivement qu'après l'injection de tuberculine pure ; elle s'élève progressivement, pour décroître ensuite régulièrement et disparaître complètement au moment de la mort de l'animal, alors que les déterminations tuberculeuses se sont accentuées sur les viscères. Dans tous les cas, les *reins soigneusement* examinés n'ont été trouvés le siège de la moindre granulation spécifique ; c'était donc bien une véritable albuminurie *prétuberculeuse d'ordre toxinique*, qui a précédé le développement de la tuberculose viscérale.

anticorps endobacillaires ou antituberculineux, la *bactériolyse cessera,* et, avec elle, les éliminations de toxines urinaires : en même temps les localisations viscérales de la tuberculose se développeront, à moins qu'une explosion de granulie particulièrement infectante vienne se substituer brusquement au syndrome urinaire,et couper court à toute velléité de retour de l'albuminurie.

L'avenir se chargera de vérifier ou d'infirmer cette conception d'ailleurs infiniment logique. Il suffira de poursuivre chez de pareils malades, avec patience et méthode, l'étude des variations parallèles de la réaction des antigènes et des anticorps dans leurs urines et dans leur sérum sanguin, et parallèlement au pouvoir alexique de ce sérum. Les constatations que nous avons faites à plusieurs reprises nous paraissent devoir déjà sortir du domaine de l'hypothèse et devenir la source d'applications pratiques du plus haut intérêt. Mais nous ne saurions insister davantage.

***

Nous arrivons maintenant au point le plus intéressant, mais aussi le plus délicat du problème. *La néphrite tuberculeuse proprement dite est-elle susceptible de rétrocession et peut-elle guérir ?* Question des plus controversées, et qui a été parfois l'objet de polémiques aussi injustes que passionnées entre les partisans de la formule irréductible d'Israël-Albarran. « Tout rein tuberculeux étant incapable de guérir par les moyens médicaux doit être enlevé » et les défenseurs de la doctrine adverse admettant la possibilité de la curabilité de ces néphrites dans des cas qu'il s'agit de déterminer.

Le temps et les faits se sont chargés de faire justice d'un absolutisme outrancier : l'observation clinique poursuivie avec une sage méthode et dans une indépendance d'esprit absolue, nous a montré qu'ici,comme presque en toutes choses,la vérité réside à égale distance des extrêmes, et que c'est faute d'avoir jugé les faits à la lumière d'un *déterminisme véritablement scientifique,* que les différents observateurs ont créé un malentendu regrettable qui,dans bien des cas, a été fort préjudiciable aux malades.

Je suis, en ce qui me concerne,particulièrement à l'aise pour me prononcer sans arrière pensée : m'étant déclaré formellement en 1908 (*As. int. d'urologie*) partisan convaincu de la nécessité de l'ablation précoce de tout rein démontré tuberculeux, pour parer au danger de la *néphrite sympathique,* dont j'assimilais les chances de développement à celle de l'ophtalmie sympathique consécutive aux lésions du globe de l'œil opposé. Mais la constatation de faits indiscutables de ma pratique personnelle, l'observation, longtemps suivie de malades frappés dans leur rein par la tuberculose et *spontanément guéris,* enfin l'introduction dans l'arsenal médical de la *médioation spécifique,* ont eu raison de mon intransigeance, si bien qu'aujourd'hui, je n'hésite pas à me ranger dans le camp des cliniciens admettant la *possibilité* de la guérison de la néphrite tuberculeuse par les seuls moyens médicaux, comme je l'avais fait déjà au Congrès de Rome en 1912, et, comme l'ont affirmé aussi dans d'excellents articles MM. Le Fur, von Pechen, notre collègue le Prof. Castaigne, et tant d'autres médecins distingués, dont je ne puis ici citer tous les travaux (Lelongt, Mantoux, Minet, de Lille, Lavenant, A. Robin et bien d'autres) (1). Ce qui ne veut pas dire, assurément, que je ne suis pas partisan de la *néphrectomie précoce* lorsque l'indication en est nettement posée. Le tout est de soumettre chaque cas à une analyse clinique infiniment minutieuse, et de distinguer méthodiquement entre les faits.

Or il importe avant tout de peser rigoureusement ici les indications capables de nous éclairer sur le degré et la gravité de l'infection, sur la résistance du sujet et enfin sur la forme anatomique présumée des lésions rénales (détermination granulique ou infiltration diffuse, et surtout forme ulcéro-caséeuse). Mais il faut bien reconnaître que ces distinctions ne sont pas toujours faciles.

Pour arriver à porter un jugement aussi rationnel que possible, nous avons cependant à notre aide, et en première ligne, les renseignements fournis par l'analyse minutieuse des urines, urines totales d'abord, urine recueillie séparément pour les deux reins par cathétérisme urétéral, ensuite ; puis l'analyse chimique, l'analyse bactériologique, enfin la *réaction de déviation du complément,* réaction tout particulièrement délicate mais de grande valeur, surtout si on a soin de l'établir parallèlement pour l'urine

(1) Voir le numéro 11 du *Journal Méd. Français* consacré à la tuberculose rénale (1912).

et le sérum sanguin, et simultanément, en regard des antigènes aussi bien que des anticorps.

Il va de soi que les épreuves de la *perméabilité rénale* auront dû être pratiquées *séparément* sur l'urine recueillie pour chacun des deux reins. Et nous avons l'habitude de nous borner, pour nous fixer sur la valeur fonctionnelle de l'organe incriminé, à l'appréciation des résultats de l'examen cryoscopique et à l'épreuve de la glycosurie phlorizique.

D'une façon générale, et des résultats d'un nombre considérable d'observations nous croyons pouvoir déduire les indications suivantes comme ayant une signification des plus sérieuses :

a) La bacillurie, de même que la réaction positive de l'antigène, n'est pas une preuve suffisante pour affirmer la *tuberculose rénale*.

D'abord, *l'urine totale peut être bacillifère* et tuberculiser le cobaye, sans que l'urine de chaque rein, prise isolément, contienne des bacilles de Koch et tuberculise l'animal réactif. Le fait est d'ailleurs très explicable, si les lésions sont limitées à la vessie, à la prostate et aux vésicules séminales, etc.

D'autre part, la *bacillurie limitée à l'urine recueillie par cathétérisme urétéral*, n'a de réelle valeur que si elle est *permanente*, s'accompagne de *pyurie* et des manifestations objectives classiques des altérations fluxionnaires ou dégénératives des reins (points douloureux révélateurs : point de Guyon, point de Bazy, point de Hallé, etc.), sensibilité de l'organe à la palpation, ballottement rénal, etc. *La bacillurie passagère* peut en effet se voir indépendamment de toute lésion rénale apparente, et même se constater alternativement, soit à droite, soit à gauche, avant que le processus tuberculeux se localise définitivement sur un des deux reins (1). Une série de vérifications nécroscopiques nous permettent d'être très affirmatif sur ce point.

Par contre, il est impossible de conclure du nombre de bacilles décelés à la gravité et à l'étendue de la lésion, nous avons en effet sous les yeux un certain nombres d'observations où de grosses lésions rénales avec large dégénérescence tuberculo-

(1) Voir à l'appui l'important rapport de notre collègue Rochet à la Section d'urologie du XVIIe Congrès méd. international. Londres, 1913.

caséeuse et grosses cavernes n'avaient occasionné que l'élimination de très rares bacilles.

b) Tout en nous donnant des renseignements fort intéressants sur la capacité fonctionnelle des deux reins comparativément, *les épreuves* de perméabilité ne permettent pas les déductions qu'on croirait tout d'abord pouvoir en tirer ; la néphrite tuberculeuse proprement dite, loin de ralentir l'activité focntionnelle du rein, l'élargit souvent au contraire, entraîne une élimination plus importante des déchets et se traduit par *une augmentation de la toxicité urinaire*, déterminée à l'aide du procédé de Bouchard, par injection dans la circulation veineuse du lapin.

La réduction des éliminations rénales démontrée cryoscopiquement par l'abaissement du grand Δ et la diminution de la diurèse moléculaire totale $\frac{(\Delta V)}{P}$, loin de cadrer avec l'existence d'une lésion avancée, révèle le plus souvent l'existence d'une *forme scléreuse*, non destructive, de la bacillose rénale, ou même tout simplement une imprégnation toxinique déjà ancienne de l'infection, et par suite, le plus souvent, une *albuminurie paratuberculeuse*, capable même d'évoluer spontanément vers la guérison.

c) Les résultats des *épreuves de déviation du complément* ont une toute autre valeur ; car elles nous éclairent non seulement sur l'état des lésions rénales et leur pronostic évolutif probable, mais elles nous fixent encore sur le degré de résistance que le sujet sera en état de leur opposer.

Sans leur ajouter cependant la signification pathognomonique et absolue que, dès l'abord, MM. Debré et Paraf, Chevassu, Heitz-Boyer ont cru pouvoir leur attribuer, nous sommes disposé à considérer comme l'expression d'une probabilité très grande les indications suivantes :

Dans l'urine, une réaction de *déviation du complément* positive en regard des différents antigènes (pulpe bacillaire, tuberculine) peut être considérée comme un signe possible de bacillose rénale, si la réaction est persistante ; de très grande probabilité, et même de quasi certitude, si la réaction faite parallèlement pour le sérum sanguin a donné des résultats négatifs, preuve suffisante, on le comprend, pour attester l'origine rénale des antigènes décelés par la réaction de l'urine.

D'autre part, la réaction positive pour les différents antigènes et *négative pour les anticorps* correspondants indiquera un défaut de réaction défensive, et plaidera en faveur des tendances évolutives de l'infection ; inversement, une réaction faible des antigènes en regard d'une réaction nettement positive des anticorps nous fera espérer l'arrêt possible des lésions et *même leur rétrocession.*

Les faits, étudiés avec un soin aussi persévérant que minutieux pendant plus de deux ans dans notre laboratoire par nous et notre collaborateur le docteur B. Biot, ont eu la consécration du temps et le contrôle de l'expérience (1).

C'est à la lumière des renseignements fournis par ces différents procédés de recherches, venant se joindre à l'exploration clinique la plus minutieuse du sujet en observation, que nous avons fondé notre jugement et que nous nous croyons en mesure de pouvoir préciser, comme suit, l'idée qu'en saine clinique on doit se faire de l'évolution des lésions de la tuberculose rénale.

1° La tuberculose rénale n'est pas fatalement vouée à une marche nécessairement destructive. — *Limité à des manifestations granuliques ou à des déterminations* diffuses, le processus tuberculeux est capable soit de rétrocession, soit de crétification (2), soit enfin d'organisation scléreuse, tous modes évolutifs pouvant être considérés comme des processus de guérison, dès l'instant que toutes les recherches de laboratoire seront dans ces cas devenues négatives, alors que parallèlement le retour du sujet à la santé ne pouvait plus être mis en doute.

La forme *ulcéro-caséeuse* elle-même ne doit pas être considérée comme absolument incapable de guérir, mais *cliniquement seulement, bien entendu.* Il ne saurait en effet être question de guérison anatomique, puisque c'est seulement par le *mécanisme de l'exclusion rénale,* si bien mis en évidence par

(1) Consulter à ce sujet l'importante thèse du docteur Biot intitulée : *Recherches des antigènes et des anticorps dans le sérum et l'urine des tuberculeux* (Travail du Labor. de la clinique médicale, 1914).

(2) Cette transformation, niée par certains anatomo-pathologistes, ne nous paraît pourtant pas contestable. Nous en avons vu encore tout récemment de remarquables exemples. Le Fur, de son côté, en signale trois observations bien contrôlées. Du reste, dès 1903, Hallé avait indiqué que, « dans l'appareil urinaire comme ailleurs, la néoformation tuberculeuse dans son évolution spontanée montre une tendance naturelle à la guérison (Anatomie pathologique de la tuberculose urinaire). (Assoc. française d'urologie, Paris, 1903.)

MM. F. Widal et Heitz-Boyer que ce résultat peut être obtenu (1).

Mais il s'agit bien là, d'un processus de guérison *tout au moins temporaire*, puisqu'il correspond tout à la fois au relèvement de l'état général, à la reprise de la vie commune et à la disparition de tous les signes objectifs de lésion rénale. Et cette guérison se maintiendra tant que le sujet n'aura pas été soumis à une *réinfection toujours possible*, surtout tant que l'examen de ses réactions humorales prouvera l'intégrité de ses moyens de défense et de leur richesse en anticorps.

2° **La guérison spontanée** de la tuberculose rénale est loin d'être un fait exceptionnel.

Cette opinion est partagée par un nombre imposant de Maîtres et de confrères particulièrement compétents. En compulsant mes fiches, je trouve, en ce qui me concerne, des faits tout particulièrement convaincants. De cette revue rétrospective je ne retiendrai ici qu'un fait qui me paraît de haut intérêt. Dans la première édition de ce petit livre j'ai cité comme exemple de néphrite chronique guérie (obs. II, p. 92) l'histoire d'une malade, chez laquelle, à l'époque où la recherche du bacille de Koch n'était pas entrée dans la pratique courante, je fis le diagnostic de cystite et de néphrite bactériennes. A relire aujourd'hui tous les détails de l'observation, nul doute qu'il ne se soit agi d'une néphrite tuberculeuse ; cette malade a d'ailleurs contaminé sa fille habituée à lui donner les soins les plus intimes. Or, chez elle l'albuminurie et tous les signes de la lésion rénale ont disparu *depuis plus de trente ans*, alors qu'elle vient de mourir elle-même il y a deux ans, emportée par une bacillose pulmonaire torpide *qui a mis près de dix ans* à atteindre son terme.

Les cas de prostatite tuberculeuse, ou de cystite bacillaire chez la femme terminés par la guérison ne sont plus contestés.

Donc la tuberculose rénale est susceptible parfois de guérir spontanément ; à plus forte raison, et nous partageons à cet égard l'opinion de notre collègue Castaigne, si on seconde l'effort de la nature médicatrice par une bonne diététique, une hygiène bien appropriée et une médication rationnelle. Nous dirons plus loin, en traitant de la thérapeutique à appliquer aux déterminations rénales d'ordre tuberculaire, les avantages de la mé-

(1) Léon Bernard et Heitz-Boyer (Ass. française d'urologie, Paris, 1912).

dication spécifique. Nous nous contenterons de publier ici, à titre d'exemple, et à l'appui de notre thèse, deux observations pour nous particulièrement démonstratives, et d'autant plus intéressantes, que l'une d'entre elles a eu l'honneur d'être contestée quant à ses résultats, grâce à la suppression bienveillante par ses commentateurs, de sa partie la plus significative (1).

Cette première observation est celle qui figure page 47 de notre rapport au Congrès de Rome (1912), en collaboration avec notre collègue F. Arloing et intitulé : « La thérapeutique des maladies tuberculeuses au moyen des sérums spécifiques ».

Le début de cette observation signalée déjà au congrès de médecine de Paris de 1910 remonte à 1908. Elle est rapportée dans notre monographie de 1912 à peu près dans les termes suivants :

Mlle D..., vingt et un ans, d'un département du Centre, vient nous demander conseil au cours du printemps 1910 pour des phénomènes de pyurie et de pollakiurie douloureuse ; le voyage de C... à Lyon a été des plus pénibles, dans l'obligation où Mlle D... s'est trouvée d'uriner toutes les demi-heures, pendant le trajet d'une grande demi-journée : à l'arrivée, l'urine contient près de 8 gr. d'albumine.

Mlle D... est fixée sur la nature du mal dont elle souffre ; elle a en effet consulté à Paris ; elle sait que ses urines sont *bacillifères*. Mais de peur de nouvelles épreuves, et dans la crainte d'une intervention radicale, elle a voulu rechercher de nouveaux avis qu'elle espère trouver moins sévères. Tout en redoutant beaucoup un nouvel examen cystoscopique, elle accepte pourtant de s'y soumettre ; et le double cathétérisme urétéral pratiqué par le Dr Ch. Gauthier, assistant d'urologie à la clinique médicale de l'Hôtel-Dieu, montra pour les deux reins des urines troubles, où il fut facile de déceler, tant pour l'urine du rein droit que pour celle du rein gauche, l'existence de nombreux bacilles Du reste des deux côtés aussi l'examen de la vessie révélait l'existence des lésions périurétérales. L'état général, d'autre part, était très amoindri, la nervosité extrême : mais les poumons étaient sains et la température normale. Toutefois, sur toute la surface cutanée, particulièrement des aisselles, à la région cervicale, et vers la racine des membres on constatait la présence de microadénomes variant du volume d'un pois à celui d'une amande.

Dans l'impossibilité d'agir chirurgicalement dans ce cas, vu la bilatéralité indiscutable des lésions, nous avons institué un traitement énergique, par *la bactériolysine* de Maragliano (2).

Après trois mois de cure, les forces étaient revenues, l'état vésical et rénal devenait satisfaisant, et les urines s'éclaircissaient. L'inocu-

(1) Voir Revue de Castaigne (*Journ. Méd. français*, n° 11, année 1912).

(2) Voir plus loin à l'article Traitement, la nature, le mode d'action et la valeur curative de ce sérum.

lation et l'examen direct étaient négatifs. Durant une année, pendant laquelle on fit six mois de cure, soit 55 injections donnant un total de 83 cc de sérum, l'amélioration fut assez régulièrement progressive, et alla jusqu'à la disparition complète des signes urinaires, avec excellent état général. Deux nouveaux examens bactériologiques restèrent négatifs. Le traitement fut suspendu pendant plusieurs mois : mais au bout de ce temps se produisit *une légère poussée nouvelle du côté des reins* : l'urine redevient louche et son inoculation est positive.

Mais la bactériolysine ordonnée à nouveau a procuré une rapide disparition, en 3 ou 4 semaines, de ce retour offensif. Depuis plus de dix mois, Mlle D... a suspendu tout traitement : les urines sont claires et ne tuberculisent plus, les douleurs ont disparu et ne sont pas ramenées par la fatigue de la marche. *L'examen cystoscopique montre aussi une vessie cicatrisée.* En somme, guérison apparente et succès très remarquable de la méthode. Les polymicro-adénomes se sont très heureusement réduits: sous l'influence du sérum, « ils semblaient fondre », suivant l'expression de la malade. L'état général est excellent avec reprise du poids.

Les résultats du traitement médical dans un cas de néphrite bilatérale tels que nous venons de les rapporter ci-dessus sont déjà bien impressionnants, mais, ce qui en double l'intérêt, c'est que depuis l'époque où s'arrête ce récit, *plus de 6 années se sont écoulées*, et la guérison ne s'est pas démentie. Mlle D... a eu, dans cet intervalle, le chagrin de perdre sa mère : chez cette dernière la tuberculose, commencée par un spina ventosa, ne tarda pas à se localiser sur l'appareil pleuro-pulmonaire ; malheureusement les soucis et les difficultés de l'heure présente ne permirent pas à Mme D... de se soumettre à la cure qui avait si bien réussi à sa fille, et elle succomba dans le cours de l'année 1916. Or, malgré les émotions, et bien qu'exposée à une réinfection nouvelle, nous avons eu l'occasion de revoir notre malade, qui, en traversant Lyon, avait tenu à nous faire apprécier son bon état général et local : plus de pollakiurie, plus d'urines louches, pas trace d'albumine, micro-adénomes réduits à l'état de simples vestiges, état général excellent, phénomènes d'auscultation absolument nuls.

Comment caractériser cette situation autrement que par le mot guérison ?

A côté de cette observation dont la valeur ne nous paraît pas contestable pour tout esprit impartial, nous pouvons en résumer une autre tout aussi démonstrative, car elle porte aujourd'hui sur une période d'années à peu près égale. Mme X..., habitant une ville du Midi, affectée de tuberculose rénale du côté gauche, et chez laquelle le diagnostic posé à Paris par une de nos notabilités chirurgicales les plus en vue, la *décision de l'intervention* ayant été proposée et acceptée, la néphrectomie dut être remise, la malade au dernier moment n'ayant pu se résoudre à l'opération.

Ayant traversé Lyon, et nous ayant vivement sollicité d'être soumise, à titre d'essai tout au moins, à un traitement médical, je consentis à tenter comme chez la malade précédente la cure spécifique. Mais à la condition *expresse* que si, dans un délai de trois mois au maximum, une amélioration importante ne s'était pas produite elle se résignerait à subir l'opération qui lui avait été proposée : je me réservai même de hâter l'heure de l'intervention, si j'en trouvais l'exécution plus urgente. Sous ces réserves, je consentais moi-même à surseoir : l'état général, malgré une perte de près de 10 kilogr., n'était pas mauvais, les poumons étaient sains, le cœur suffisant, la pression artérielle se maintenait à 17,ct, bien que l'urine secrétée par le rein gauche fut très louche, chargée de nombreux leucocytes, de bacilles assez abondants, et d'une forte dose d'albumine, je ne désespérais pas d'obtenir un résultat favorable, car l'urine du rein droit était limpide, sans *albumine* et attestait une perméabilité normale ; enfin, comme nous le révélait plus tard l'examen du sérum sanguin, il existait une réserve en anticorps très évidente.

Or quelle ne fut pas notre surprise de constater après la première série d'injections (15 à 20) une amélioration telle, qu'une action incontestable de notre médication ne pouvait être méconnue : les douleurs vésicales ou lombaires s'étaient amendées à vue d'œil, les phénomènes de cystite étaient à peine ébauchés, l'albuminurie était réduite à l'état de traces, un gain de 5 kilogr. était réalisé en quelques semaines et, après ce premier essai, les urines recueillies aseptiquement dans le bassinet du côté gauche ne tuberculisaient plus le cobaye.

Pendant 3 années consécutives, notre malade vient périodiquement se soumettre à un examen complet, et, par prudence, à deux séries annuelles d'injections de sérum bactériolytique. Entre temps, elle fit quelques semaines de traitement par les hypophosphites de Churchill et l'hémo-antitoxine (sérum antitoxique de Maragliano administré par voie gastrique).

Depuis plus de 5 ans l'état général est resté des plus satisfaisants et les urines n'ont plus tuberculisé le cobaye ; mais de tempérament très arthritique, habituée à un régime très substantiel, faisant peu d'exercice, Mme X... a évolué vers la lithiase rénale et de temps à autre présente le syndrome d'une colique néphrétique avérée. Mais les accidents ne sont jamais de longue durée ; les urines ne subissent jamais de modification importante ; quelques bains tièdes, quelques doses d'huile de

Harlem, et tout rentre dans l'ordre. L'état actuel est même si satisfaisant que la malade ayant contracté ce présent hiver 1918 une diphtérie sévère, il n'y eut aucun retentissement local de cette nouvelle infection : l'albuminurie n'a pas reparu.

Ainsi donc il ne nous semble pas trop présomptueux d'admettre comme cliniquement et expérimentalement démontré : 1o que l'albuminurie par infection rénale tuberculaire est susceptible parfois de guérir de façon spontanée, et du fait de l'évolution naturelle des lésions; 2o que, dans une autre série de faits, cette disparition est nettement accélérée par l'application d'une médication rationnelle et de préférence par la médication spécifique.

Pour être complet, et aussi pour être juste, il importe de reconnaître enfin que la néphrectomie dans une dernière série de faits peut devenir le procédé curatif de l'albuminurie constatée, ou persistant *au niveau* du rein opposé à l'organe définitivement sacrifié. Or, voici dans quelles limites et sous l'influence de quel mécanisme probablement. Les observations publiées ne sont pas rares où l'exploration méthodique des deux reins a montré du côté opposé au rein nettement tuberculisé une urine louche, franchement albumineuse, parfois riche en leucocytes, quelquefois même accompagnée d'une cylindrurie hyaline, et d'une diminution même appréciable de la perméabilité glomérulaire. D'autre fois, les signes de néphrite sont plus accusés, les caractères de l'urine étant à peu près les mêmes, mais la perméabilité restant intacte et *l'hypertoxicité de la sécrétion urinaire étant accrue*. Dans les deux cas, la néphrectomie peut et doit le plus souvent faire disparaître les troubles urinaires constatés du côté du rein présumé sain.

Dans la première hypothèse, où l'urine se présente à peu près avec les caractères que nous avons assignés plus haut à l'albuminurie paratuberculeuse et où l'albumine est vraisemblablement le criterium d'une action toxinique par les poisons sécrétés au niveau du rein malade, mais ceux-ci se bornant à exercer sur le parenchyme rénal une action simplement sclérogène, il est manifeste que la suppression du foyer où ces poisons s'élaborent journellement coupera court à l'irritation glandulaire provoquée par leur élimination, et qu'au bout d'un certain temps l'albuminurie qui trahit cette irritation sourde finira par disparaître.

Dans la seconde alternative (albuminurie au niveau d'un

rein sain, avec cylindrurie hyaline, pyurie plus prononcée, mais avec perméabilité large et surtout hypertoxicité urinaire, etc.), l'albuminurie ayant le caractère avéré de l'albuminurie prétuberculeuse et de ce fait permettant de soupçonner une menace d'invasion bacillaire de l'organe : en pareil cas *la néphrectomie précoce s'impose*, et *d'autant plus rapide que l'état général périclite, que la tension artérielle reste plus basse.* Il est vraisemblable que, là encore, la soustraction du foyer primitif infectant peut retarder le développement ou l'évolution des déterminations anatomiques sur l'organe symétrique, et entraîner la disparition de l'albuminurie.

Mais, dans une troisième catégorie de faits, l'albuminurie répond aux caractères d'une néphrite chronique définitivement constituée, des cylindres granuleux ou même colloïdes ont remplacé la cylindrurie hyaline pure, l'imperméabilité rénale s'est accentuée, les épreuves qui la décèlent sont mauvaises, la constante d'Ambard atteint les chiffres élevés de 0,120 à 0,300. Ici rien à espérer de la néphrectomie, les lésions rénales évolueront fatalement et le malade succombera sous l'influence de l'empoisonnement urémique à une date plus ou moins prochaine. On sait du reste que la plupart des spécialistes de la néphrectomie se refusent à opérer, si la constante d'Ambard leur laisse supposer un fonctionnement trop imparfait du rein qui sera conservé à leur patient.

Traitement des albuminuries tuberculaires.

D'une façon générale, les règles de la diététique habituellement appliquée au régime ordinaire des albuminuriques ne sont plus de mise ici ; exception ne sera faite qu'au cas où il existerait quelques signes de rétention légère ou quelques symptômes d'irritation locale qu'il importera de modérer. Un repos relatif, une alimentation peu toxique proportionnée aux caractères, au degré et à la durée de ces différentes manifestations seront simplement recommandés.

1) C'est surtout dans les formes **d'albuminurie paratuberculeuse**, dont l'origine est très vraisemblablement imputable à l'action irritative des toxines microbiennes éliminées que ces conseils s'adapteront, et que les moyens destinés à réduire au minimum les causes d'irritation du rein devront être

appliqués. On évitera le plus possible à de pareils sujets les fatigues inutiles, la tension d'esprit trop soutenue, les examens nécessitant des études intensives et déprimantes. On conseillera la vie au grand air, sans contrainte, les exercices du corps, mais sans rien exagérer : on insistera sur le port d'une *sangle hypogastrique bien adaptée,* car il ne faut pas oublier que chez ces *paratuberculeux* les reins sont souvent déplacés ou abaissés, et que d'autres, présentant un certain degré de *périaortisme abdominal,* reliquat d'anciennes poussées d'entéro-colite muco-membraneuse, sont enclins à faire, de ce chef même, de l'albuminurie transitoire.

En fixant solidement les reins dans la cavité abdominale et en soustrayant le plexus aortique aux tiraillements consécutifs au ballotement du rein, on restreindra au maximum les inconvénients de l'exercice ou de la station debout prolongée.

La médication interne sera très simple, quand elle paraîtra nécessaire ; de temps en temps, des préparations arsénicales à dose modérée (Eau de la Bourboule, arséniate de soude, granules de Dioscoride, suivant les cas, à alterner avec les hypophosphites de soude ou de chaux, et la médication iodotannique). En cas de poussée transitoire se traduisant par la recrudescence de l'albuminurie, de petites doses de lactate de quinine (0,30 à 0,50 cent.) avec une révulsion locale légère et quelques heures de repos sur la chaise longue, au milieu du jour, suffiront à rétablir l'équilibre.

D'une façon générale, ce processus d'irritation rénale d'origine toxinique s'éteint avec le temps et la guérison complète finit presque toujours par se réaliser.

Nous estimons cependant que, tant que l'albuminurie n'a pas définitivement disparu et que le retour à la santé ne semble pas s'être définitivement rétabli, il y a lieu de surveiller chez ces malades l'état de la perméabilité rénale, les réactions circulatoires (rythme cardiaque, tension vasculaire, et aussi l'état des réactions humorales, séro-réaction, réaction des antigènes et des anticorps, pouvoir alexique du sérum, etc.) avec la préoccupation de se renseigner par ces différentes recherches *sur la capacité défensive de l'organisme;* car, au cas où ces moyens de défense seraient trouvés en état de défaillance progressive, il serait prudent de chercher à les stimuler en administrant certaines préparations dont les effets spécifiques nous paraissent démontrés, comme l'hémoantitoxine préparée par l'Institut de Gênes et qui nous a rendu souvent les plus grands services.

2) L'albuminurie se présentant à nous, sous les aspects de l'**albuminurie prétuberculeuse**, c'est-à-dire avec les caractères d'une albuminurie constituée surtout par de la globulinurie, à évolution généralement cyclique, à maximum matinal tardif, sans signes d'imperméabilité rénale, *avec hypertoxicité urinaire*, *hypotension*, état général suspect, *instabilité thermique*, et parfois de petits mouvements fluxionnaires passagers au niveau des sommets, ou encore quelques signes discrets de pleurite sèche ; cette albuminurie impose au médecin une tout autre conduite.

Elle sera respectée dans une certaine mesure, surtout si elle apparaît comme la conséquence de la *bactériolyse* des éléments spécifiques en circulation, ou cantonnés dans une région de l'organisme inabordable à nos moyens d'investigation. Alors pas de régimes débilitants, pas de restrictions inutiles, ce qui importe avant tout, c'est de soutenir l'organisme, fortifier l'état général, veiller au bon fonctionnement des viscères, *du foie en particulier*, dont le rôle est si important dans le mécanisme de la défense antitoxique, et à l'entretien *de la bactériolyse*, en maintenant la production de l'alexine (Nolf, Rebattu) à un taux suffisant pour fixer les anticorps sur les antigènes.

Il n'y aura à intervenir plus activement que si l'albuminurie tendant à s'atténuer ou à disparaître, des localisations viscérales, pulmonaires surtout, venant à s'ébaucher, c'est-à-dire le travail de *bactériolyse étant insuffisant*, on pourra s'adresser au *sérum bactériolytique* lui-même, dont l'emploi sagement utilisé, et utilisé au moment opportun, nous a permis dans quelques cas d'arrêter l'évolution de l'infection.

Mais ici la médication doit être minutieusement surveillée, car si elle provoque une bactériolyse trop active, elle peut entraîner des poussées fébriles capables de provoquer des réactions préjudiciables au malade, et donner un coup de fouet à l'infection tuberculeuse elle-même.

Quant au cas où cette albuminurie serait jugée elle-même comme une manifestation précoce d'une infection tuberculeuse latente, ce qui pourra s'affirmer par la constatation, voire même d'un seul bacille trouvé dans l'urine, il sera bon de recourir sans trop attendre à la médication spécifique. J'ai vu moi-même, après une constatation de ce genre, dans un cas *d'albuminurie intermittente* à type matinal tardif, durant depuis près de 3 ans, mais qui m'avait paru assez suspecte du fait d'un état général médiocre de la patiente, qu'on imputait volontiers, dans l'entourage, à une situation familiale dont la jeune fille avait dû évidemment souffrir, mais état général qui m'avait fait exiger un nouvel examen bactériologique, *cet examen positif* être suivi au bout d'un mois d'une explosion granulique, avec accidents méningés, qui enleva en moins de 8 jours la pauvre malade. Et pourtant l'albuminurie qui avait disparu définitivement quelques jours après cet examen révélateur avait fait naître, dans le milieu familial, des espoirs que l'expérience ne m'avait pas permis de partager.

Ici, et pour nous guider, la recherche des réactions humorales peut nous être d'un très grand secours ; la présence des antigènes, en regard d'une réaction du complément révélant la présence nulle ou insuffisante des anticorps, soit dans l'urine, soit dans le sérum sanguin, dictera le sens de notre intervention.

3) C'est sur des considérations très analogues que nous établirons notre ligne de conduite dans le traitement **de la tuberculose rénale confirmée**, si les conditions évolutives des lésions ne nous permettent pas d'imposer la néphrectomie, ou nous semblent compatibles avec l'essai préalable du traitement médical.

Je n'insisterai pas sur l'utilité des médicaments reconstituants, comme les arsenicaux, les hypophosphites, les sels de chaux, les préparations iodotanniques, l'huile de foie de morue, etc., qui peuvent toujours être conseillés avec avantage, et devenir un adjuvant précieux de la médication spécifique, car c'est à cette médication qu'il faut assurément donner la meilleure place, avec cette conviction bien arrêtée *qu'à maladie spécifique convient avant tout une médication spécifique*. Les modalités en sont multiples, et rien ne prouve qu'on ne puisse obtenir avec le sérum antituberculeux d'Arloing, celui de Rappin ou de Marmoreck, ou bien avec les I K de Spingler les mêmes résultats que ceux que nous avons obtenus avec la bactériolysine de Maragliano (1). Pour Castaigne même, les I K auraient

(1) La bactériolysine, telle qu'on la prépare à l'Institut de Gênes, est du sérum de chèvre préalablement immunisée par une série d'injections

le grand avantage d'être une médication moins brutale et de parer aux inconvénients des accidents anaphylactiques (1). Mais nous n'avons pas de ces procédés une expérience suffisante pour juger de leur valeur comparative, nous préférons nous en tenir à ce que nous avons vu et bien vu, et exposer simplement les résultats de notre pratique personnelle.

Donc, comme élément de cure spécifique, nous avons coutume de nous servir de la *bactériolysine inactivée* de Maragliano. L'expérience suivante, que nous avons vu répéter à l'Institut de Gênes, a entraîné notre conviction : Si l'on injecte à un lapin 2cc d'extrait alcoolique de bacilles tuberculeux, la mort arrive en 5 minutes ; si l'on ajoute à l'injection 1cc de bactériolysine réactivée, l'animal résiste. Nous avons appris, d'autre part, grâce à l'observation clinique, que les sujets dont les humeurs sont riches en anticorps, se maintiennent dans un bon état général, ceux qui en manquent, pas ; et *qu'en plus ces anticorps sont immunisants ;* toutes considérations qui justifient les résultats de notre intervention et les guérisons réalisées, guérisons dont les observations citées plus haut sont deux remarquables exemples.

Voici maintenant la technique que nous avons adoptée, après bien des tâtonnements, et que nous croyons pouvoir recommander aux praticiens : *Commencer toujours avec des doses faibles*, un centimètre cube au plus pour débuter. Il sera souvent prudent de faire, la veille de la première injection sous-cutanée, une injection rectale d'un demi-centimètre cube de bactériolysine inactivée. L'expérience nous ayant montré qu'on évite presque toujours ainsi le développement d'accidents sériques. On répétera ainsi tous les jours jusqu'à la somme de 10 injections. Puis on se reposera 10 jours, et l'on recommencera une

à l'aide d'une culture en bouillon très virulente de tuberculose humaine. On filtre ; les bacilles restés à la surface du filtre sont dégraissés, triturés, puis mélangés au filtrat de façon à ce que ce mélange contienne à la fois les poisons extra et endobacillaires.

Le sérum de l'animal ainsi préparé est utilisable quand il contient une proportion déterminée de précipitines spécifiques révélées par la réaction de Bordet-Gengou, et possède un pouvoir très agglutinant.

(1) Voir Castaigne et Gouraud, Traitement médico-hygiénique et médicamenteux de la tuberculose rénale (*Journ. méd. français*, 15 mai 1911), et Castaigne, Gouraud et Lavenant, Traitement de la tuberculose rénale par les corps immunisants de Spingler (*Journ. méd. français* 15 nov. 1912, page 489).

nouvelle série de 10 injections, les 5 dernières de cette seconde série pouvant être portées à la dose de 2^{cc} si la médication a été bien tolérée. A la suite de cette seconde série d'injections, nouvelle période de 10 jours de repos; après laquelle troisième et dernière série d'injections de bactériolysine, mais en ne dépassant pas cette fois un centimètre cube.

Après ce traitement, qui aura duré environ trois mois, on soumettra le malade à un examen complet, examen clinique et examen des humeurs. Si ces différentes explorations n'ont pas donné de résultats satisfaisants, il n'y aura pas lieu d'insister, et si la néphrectomie n'est pas contre-indiquée, il faudra alors la conseiller sans plus attendre. Mais celle-ci ayant été pratiquée, il sera sage de reprendre la médication spécifique à titre préventif, pour protéger le rein supposé sain contre une infection secondaire toujours possible. Il est bien entendu aussi que la médication devra toujours être continuée en cas de tuberculose rénale inopérable, c'est-à-dire en cas *d'infection bilatérale*. Toujours innocente et bien supportée, quand on l'applique avec prudence, la médication spécifique, telle que nous avons l'habitude de la pratiquer, est toujours susceptible de ralentir l'évolution des lésions, de lutter contre les phénomènes secondaires d'intoxication, et de produire tout au moins des améliorations relatives et souvent prolongées.

Les albuminuries tuberculaires dans leur rapport avec le service militaire. — *Décisions à prendre.* — Pour les albuminuries reconnues comme très vraisemblablement prémonitoires d'une invasion tuberculeuse il ne saurait y avoir doute, de pareils sujets devront être écartés de l'armée, au même titre que les jeunes gens chez lesquels le diagnostic de tuberculose rénale aura été posé.

Seuls les soldats affectés d'albuminurie *dite paratuberculeuse*, c'est-à-dire rattachable à un processus irritatif actuellement éteint et d'ordre *purement toxinique*, pourront être retenus et classés dans le *service auxiliaire* (1) ; encore devront-ils être

(1) C'est d'ailleurs à des conclusions très analogues que notre collègue le médecin principal Ch. Teissier était arrivé dès 1912 dans son mémoire sur l'albuminurie latente dans l'armée. Ses patientes recherches l'ayant amené à reconnaître que bien souvent l'albuminurie reconnue fortuitement chez le soldat finissait par aboutir soit à de la tuberculose rénale, soit à l'explosion de la tuberculose pulmonaire, il

soumis, étant donnée l'éventualité d'une réinfection, rare il est vrai, mais toujours possible, à une surveillance régulière et méthodique, et être affectés à des besognes ne les exposant ni à des intempéries trop fréquentes, ni à des fatigues exagérées.

ADDENDUM

Albuminurie des néphrites chroniques.

Il y a 20 ans, en écrivant ce chapitre additionnel à l'histoire des albuminuries curables, il nous avait semblé nécessaire, pour en légitimer l'adjonction, de le présenter sous les quelques réserves que voici :

« Ce n'est pas sans avoir longuement hésité que je me suis enfin déterminé à ajouter ce dernier article à l'histoire des albuminuries curables, car je ne me dissimule pas le scepticisme avec lequel plus d'un lecteur sera disposé à l'accueillir. Mais, après maintes réflexions, après avoir minutieusement analysé et pesé avec une extrême rigueur toutes nos observations, j'ai songé que l'albuminurie brightique ne saurait être, sans injustice, éliminée de notre cadre. Jaccoud, nous l'avons vu, il y a longtemps déjà, n'a pas craint d'écrire qu'en principe toute albuminurie était curable ; l'expérience m'a permis de constater sans conteste l'exactitude de cette proposition : ce n'est qu'une question de proportion et de degré. La néphrite chronique assurément figure tout au bas de l'échelle, mais enfin elle y figure ; des faits, rigoureusement observés et critiqués, en font foi. Ils sont bien rares, trop rares sans doute ; mais ils existent. »

Nous n'avons rien à retrancher aujourd'hui de ces considérations prémonitoires ; car des observations plus récentes nous ont prouvé que les faits ci-dessus énoncés étaient plutôt trop timides. Ce n'est donc pas par une réduction mais par de plus importants développements qu'il y aurait lieu d'aborder une question en apparence si discutable, et de ce fait même si importante. Mais nous nous proposons de consacrer prochainement un troisième petit volume à l'histoire des albuminuries chroniques qui ont continué à faire, ces dernières années, l'objet de nos études de prédilection.

avait conclu sans réserve : « Tout militaire chez qui l'albumine se décèle par intermittences dans l'urine doit être versé dans le service auxiliaire. »

Nous nous contenterons donc dans les quelques pages qui vont suivre d'établir le principe de la curabilité de certaines formes d'albuminuries chroniques, et de mettre en relief quelques-uns des caractères généraux capables de nous aider à déterminer les proportions ou les limites dans lesquelles on peut observer cette curabilité.

Pronostic des néphrites chroniques. — ***Pourcentage des guérisons possibles.*** — Pour fixer ce point important, j'ai dressé une double statistique : dans un premier tableau j'ai réuni 100 cas de néphrites chroniques nettement confirmées, c'est-à-dire 100 observations de néphrite scléreuse ou dégénérative (post-infectieuse ou tuberculeuse), néphrites compliquant le diabète sucré, néphrites ascendantes, etc. J'ai enregistré au hasard les 100 premiers cas de ce genre consignés dans mes notes de consultation depuis le 1er janvier 1895 ; et parallèlement j'ai groupé, dans un second tableau, 100 cas de néphrites chroniques, observés à l'Hôtel-Dieu dans mon service, et colligés dans des conditions analogues, c'est-à-dire au hasard et dans l'ordre fortuit où ils se sont présentés. Toutes ces observations ont été soumises à une critique sévère : or, voici les résultats généraux et les enseignements qui ont paru s'imposer à la suite de ce premier parallèle : *et cela à dix ans de distance.*

1° Statistique de la ville. — Sur 100 malades observés, 55 sont morts ; 10 ont vécu plus de 10 ans depuis l'époque où le mal de Bright a été constaté à l'état nettement confirmé et le diagnostic précis consigné dans nos notes ; 14 ont survécu plus de 5 ans, dont la moitié déjà depuis plus de 8 années ; et de ces 24 malades 10 vivent encore, dont 3 pour la première catégorie (survie de plus de 10 ans) et 7 pour la seconde (survie de 5 à 10 ans).

Or, des 3 survivants de la première catégorie, 2 ont déjà dépassé la 11e année, et le 3e en est à sa 16e année de survie ; c'est un cas de pyélo-néphrite calculeuse tellement amélioré, qu'au bout de 2 années le malade n'a plus eu besoin de nos soins. Nous avons eu l'occasion de le revoir à l'occasion d'une broncho-pneumonie dont il a d'ailleurs triomphé. Quant aux 7 survivants de la seconde catégorie, ils étaient, il y a quelques années encore, dans un état assez bon pour pronostiquer chez eux une longue survie.

Enfin, sur ces 100 malades, j'estime qu'il y en a 9 que l'on

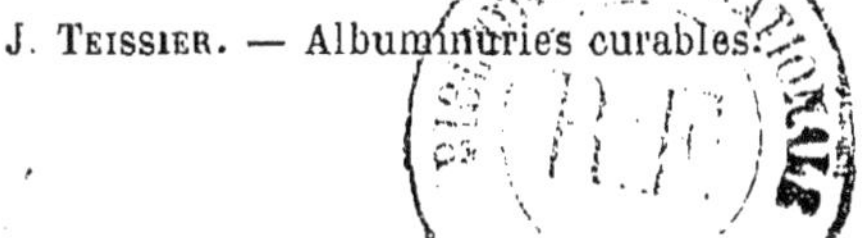

peut,à bon droit,admettre comme étant guéris ; c'est donc 9 0/0 des néphrites chroniques observées en ville que l'on est autorisé à considérer comme susceptibles de guérison. Donc il y a des néphrites chroniques curables.

2° **Statistique hospitalière.** — Celle-ci est malheureusement moins encourageante. Je n'y trouve que 10 sujets ayant survécu de 5 à 15 ans à la maladie nettement déclarée, et seulement 13 à 15 0/0 de cas de survie prolongée, tandis que dans notre statistique privée nous atteignons un pourcentage de 24 0/0 pour les cas de longue survie.

Deux cas seulement dans cette seconde catégorie de faits peuvent figurer à la colonne des guérisons, et encore ce résultat est-il discutable ; car pour le premier il est indiqué dans les anamnestiques que le début de l'albuminurie pourrait remonter peut-être à un érysipèle ancien; or ce que nous savons de la bénignité essentielle des néphrites d'origine érysipélateuse tendrait à diminuer la valeur démonstrative du fait en lui-même.Par contre,le second cas est absolument convaincant; l'observation a d'ailleurs été relatée en partie déjà dans un mémoire publié en collaboration avec notre collègue le professeur Frenkel,dans les *Archives de physiologie*,et où elle figure à titre d'exemple remarquable de maladie de Bright considérablement améliorée par les injections sous-cutanées de néphrine. Le tableau clinique était complet et le diagnostic ferme, impossible d'être mis en doute. De plus, ayant eu l'occasion de rencontrer, 4 ans après, cette intéressante malade qui avait été dans un état vraiment lamentable, il m'a été facile de constater son retour complet à la santé ; elle se lève à 4 heures pour aller chaque matin vendre sur nos marchés les légumes de son jardin, elle n'accuse aucun trouble fonctionnel sérieux ; c'est à peine si à l'auscultation on constate une ébauche de galop, elle qui présentait un tracé cardiographique que nous avons recueilli à plusieurs reprises et montré dans notre service comme pathognomonique ; elle n'a plus d'albumine, et pas même un peu d'œdème périmalléolaire, elle qui avait présenté des suffusions séreuses remontant à mi-cuisse et accompagnées de purpura !

On ne saurait beaucoup s'étonner, d'ailleurs, de la différence des résultats fournis par ces deux statistiques comparatives : les malades qui viennent à l'hôpital réclamer nos soins sont en général plus négligents ; ils ont une répulsion marquée pour les régimes spéciaux ; une alimentation d'où l'on bannit les viandes noires et les boissons stimulantes leur paraît une anomalie, et l'on a beaucoup de peine à les convaincre de l'utilité du lait et des aliments végétaux. Souvent ils restent insensibles en face des premiers malaises du brightisme, et résistent jusqu'à ce qu'ils tombent. Souvent ils viennent à l'hôpital lorsque déjà les signes de l'insuffisance urinaire sont manifestes. Et puis à l'hôpital les observations suivies d'autopsie ne s'égarent pas, tandis que les observations plus heureusement terminées disparaissent parfois.

Mais la cause principale, à notre avis, des bénéfices très nets qui s'accusent en faveur de la statistique privée, c'est qu'elle comporte plus volontiers un certain nombre de sujets appartenant à la famille pathologique qui compte plus aisément des cas de néphrites susceptibles d'évoluer vers la guérison, je veux dire la famille arthritique avec ses manifestations calculeuses, diabétiques ou articulaires. C'est dans cette notion de pathologie générale qu'il faut, en effet, chercher la clé du problème ; les conditions pathogéniques du mal de Bright ayant, à n'en pas douter, une influence prépondérante sur la durée de l'albuminurie d'abord, sur sa curabilité possible ensuite. Déjà même à l'hôpital cette vérité ressort de la lecture de nos observations. Parmi 10 cas que nous y avons relevés et ayant comporté une survie de 5 à 15 ans, un bon tiers se rapporte à des néphrites, calculeuses ou imputables au rhumatisme goutteux. Mais, dans nos tableaux relatifs à la consultation privée, le fait est d'une bien grande évidence, puisque, parmi les cas de néphrite chronique durant depuis plus de 10 ans, 7 sur 10, soit près des 3/4, sont attribuables à la gravelle ou au diabète ; et parmi ceux qui n'ont pas encore atteint cette durée de 10 ans nous en comptons encore 57 0/0 relevant de la même cause. Aussi est-on naturellement conduit à supposer qu'en pareil cas les néphrites imputables à la calculose, au diabète ou au rhumatisme goutteux sont des néphrites procédant par à-coups, par poussées partielles, ce qui autorise à penser qu'à côté des parties lésées il y a des parties restées saines et assurant l'accomplissement de la fonction. Or, cette *parcellisation* des lésions sera d'autant plus facilement réalisable que le processus inflammatoire ou dégénératif dans le rein sera provoqué par *une cause plus localisée*, comme un calcul enclavé, ou quelque processus d'origine ascendante. Voilà pourquoi ces causes provocatrices assurent aux malades affectés de mal de Bright une survie plus longue que lorsque la néphrite dépend d'une influence constitutionnelle, plus invétérée ou plus profonde. Et ceci est tellement vrai qu'il est des cas où l'on peut observer des lésions extrêmement avancées au point de vue anatomique (à telle enseigne que les dépôts urinaires contenaient d'énormes cylindres colloïdes) et qui, néanmoins, ont évolué vers la guérison, parce qu'elles sont restées à l'état parcellaire et que, très vraisemblablement, les parties voisines, démeurées saines, ont assuré une compensation collatérale parfaite. L'observation publiée plus loin en est un exemple remarquable.

Il n'y a d'ailleurs qu'à observer ce qui se passe au niveau des articulations en état de fluxion rhumatismale subaiguë ou même chronique. On sait la superficialité, la mobilité, les saccades congestives, si je puis m'exprimer ainsi, de ces mouvements fluxionnaires.

On est bien en droit d'admettre que quelque chose d'analogue peut se passer du côté du rein — fluxions localisées, partielles, à répétition, mais susceptibles de permettre le rétablissement temporaire ou définitif de la fonction. A preuve que, — sur les neuf malades de notre statistique privée que nous avons vu guérir parmi nos 100 brightiques, il y en avait 4 affectés primitivement de néphrite calculeuse, 1 consécutivement à une cystite bactérienne d'origine vraisemblablement tuberculeuse, 4 atteints de rhumatisme goutteux, à poussées articulaires intermittentes et mobiles.

Il est bien entendu qu'il ne s'agit ici que d'une simple constatation de faits cliniques soigneusement analysés ; et l'interprétation sommaire que nous avons ébauchée du phénomène n'a d'autre valeur que celle d'une hypothèse commode et vraisemblable. Nous ne voulons aucunement entrer ici dans la discussion du mécanisme intime de la curabilité des néphrites chroniques : lésions partielles, rétrocession possible des productions connectives non encore arrivées à la période d'organisation complète, réparation des épithéliums, soit par hypertrophie compensatrice (Tuffier), soit par néo-formation d'appareils glomérulo-tubulaires (Chauffard), etc. C'est intentionnellement que nous éliminons toute question de doctrine : *le fait seul doit rester* en relief et en dehors des interprétations pathogéniques. Celles-ci seront abordées plus tard.

Mais le fait sur lequel je tiens bien à insister c'est que *l'albuminurie n'est pas tout dans l'histoire évolutive* du mal de Bright et que le pronostic à porter ne doit pas être subordonné exclusivement aux caractères évolutifs de ce syndrome. Bien au contraire il se *peut faire dans bien des cas que la disparition de l'albuminurie marque le début d'une évolution nouvelle,* souvent beaucoup plus grave, de l'état constitutionnel, tels les deux exemples suivants qui me paraissent mériter toute l'attention : le premier, parce que les constatations nécroscopiques lui donnent une valeur toute spéciale ; le second, parce que sa terminaison brutale en souligne tout particulièrement l'importance.

Le premier de ces deux cas concerne un de mes vieux malades du Perron, qui avait eu autrefois son heure de notoriété, le Père M..., comme on l'appelait volontiers : il était entré dans notre service avec des accidents de néphrite chronique typique mais sans que des manifestations organiques graves semblassent le menacer. Il était gai et racontait volontiers les vicissitudes un peu mouvementées de sa vie. Mais voilà qu'un beau jour l'albumine minutieusement recherchée ne peut plus être décelée dans son urine. Alors les phénomènes nerveux les plus graves commencent à se déclarer et le pauvre malade ne tarde pas à succomber à des accidents de ramollissement cérébral chronique, sans que l'albumine ait jamais reparu. Or, la nécropsie démontra que le rein était dans un degré de dégénération épithéliale et de sclérose interstitielle extrêmement avancés. Sans doute, il était incapable de rien laisser filtrer, *pas même l'albumine.* On serait donc presque tenté de supposer que ce qui est une vérité pour le diabète pourrait le devenir pour l'albuminurie chronique, à savoir : que lorsque le trouble de la sécrétion urinaire disparaît, *sans que l'on constate une amélioration notoire et parallèle de l'état général,* c'est que la maladie s'aggrave ou évolue vers une complication souvent plus redoutable et parfois susceptible d'entraîner rapidement la mort.

Notre second cas concerne une femme de 66 ans, rhumatisante de vieille date, surmenée intellectuellement et moralement, chez laquelle mon père, pendant de longues années, avait noté des manifestations multiples de la dyscrasie rhumatismale ; moi-même, il y a quelques années, j'avais constaté chez elle les signes d'une fluxion goutteuse typique au pied gauche. Après une secousse morale violente, elle se met à pâlir, à maigrir, avec une lassitude inaccoutumée ; elle a de la polyurie, de l'hypertension et un léger galop, je constate dans ses urines de l'albuminurie, intermittente d'abord, permanente ensuite. Au bout de quelques mois de repos, tout paraît rentrer dans l'ordre et l'albuminurie disparaît. J'étais heureux de ce résultat qui me faisait espérer une solution favorable ; mais je fus obligé bientôt de décompter, car, un soir, notre malade vint m'annoncer que, depuis quelques jours, elle avait un point fixe au niveau de la région présternale, qui irradiait dans le bras gauche, la gênait beaucoup pour monter seulement les 28 ou 30 marches qui la conduisaient à son appartement, à tel point qu'elle dut même un jour réclamer l'assistance d'un passant pour rentrer chez elle. Je n'eus pas de peine à soupçonner l'aortite et la coronarite naissantes. Malgré mes efforts, le mal allait en empirant ; et, au bout de trois mois, notre patiente succombait dans une série de crises d'angine de poitrine subintrantes, sans *que l'albuminurie ait jamais reparu.* Dans ce cas-là la poussée d'aortite coronarienne s'était substituée aux accidents de la néphrite artérielle et malheureusement pour précipiter l'issue de la maladie. Mais à ces faits d'aggravation et d'accélération de l'issue fatale, où corrélativement à la disparition de l'albumine on pouvait espérer l'extinction du processus brightique passé à la chronicité, il est intérsssant d'opposer des faits bien observés *d'albuminurie chronique* chez des goutteux, persistant sans trouble grave de la santé. J'ai précisément conservé dans mes notes, à titre d'exemple, l'observation d'un ancien commandant de chasseurs à cheval (goutteux avéré), atteint d'albuminurie chronique depuis plusieurs années (avec cylindrurie légère et tendance à l'hypertension) et chez qui les phénomènes de congestion rénale s'atténuaient sensiblement à l'apparition de chaque fluxion goutteuse aux gros orteils. Appelé à occuper un poste important à Paris, il hésitait à accepter ces nouvelles fonctions. Potain, consulté sur mes conseils, confirma mes prévisions personnelles et pendant plusieurs années notre malade put satisfaire à une tâche laborieuse et délicate sans en être autrement impressionné.

L'intention où nous sommes de nous étendre prochainement sur cette histoire évolutive des albuminuries chroniques d'origine brightique doit nous dispenser d'insister davantage et de donner en plus longs détails l'observation des malades dont la curabilité ne nous paraît pas pouvoir être mise en doute, mais, à titre documentaire, et comme preuve démonstrative à l'appui de notre thèse basée surtout sur les enseignements d'une observation clinique à longue, *à très longue échéance*, nous pensons qu'il n'est pas sans intérêt d'indiquer ici, d'une façon même laconique, quel a été l'avenir des neuf malades que, dès il y a vingt ans, nous considérions comme incontestablement guéris de leur néphrite chronique.

Obs. 1. Mme C... — Néphrite chronique avec cylindres colloïdes en 1887, était considérée comme guérie en 1910, morte depuis, à près de 80 ans, d'affection aiguë, de pneumonie vraisemblablement.

Obs. 2. Mme V... — Néphrite chronique sans doute bacillaire avec accidents graves (vraisemblablement urémiques) en 1884. Disparition de l'albuminurie depuis 1894. Morte en 1907, à 76 ans, de tuberculose pulmonaire chronique.

3. Mme S. B...— *Signes de néphrite scléreuse.* Suite de surmenage avec soucis prolongés, disparition de l'albuminurie depuis 1896. Vivait encore 10 ans après, sans réapparition de l'albuminurie et des troubles fonctionnels correspondants.

4. M. U... — *Syndrome de néphrite interstitielle classique*, avec urémie gastro-intestinale et défaillance cardiaque, après 10 ans l'albuminurie n'avait pas reparu, et la santé se maintenait aussi bonne que possible

5. M. J. de B... — Néphrite atrophique avec phénomènes de défaillance cardiaque constatés en 1890. Disparition des signes de néphrite et de l'albuminurie depuis 1893. Morte de pneumonie 10 ans plus tard environ.

6. Mme J. G... — Néphrite chronique d'origine calculeuse, *albuminurie disparue depuis 1892*, apparition d'un squirrhe atrophique du sein en 1898. Morte depuis de généralisation cancéreuse sans retour de l'albuminurie.

7. M. X. P... — *Accidents de bronchite dyspnéique* en 1894, avec cœur apparemment volumineux, albuminurie intermittente, hypertension, etc. Amélioration et disparition des accidents à la suite d'un régime sévère. Disparition des accidents pendant 10 ans. Mais retour de l'albuminurie depuis 1906 à la suite de surmenage et de soucis prolongés. Mort vers 1910 avec des manifestations de polyartérites multiples.

8. M. C. Pr. V... — Phénomènes de bronchite dyspnéique d'origine rénale depuis 1888. Vertiges, troubles oculaires, hypertension. Repos complet pendant 3 années. En 1897, la santé était parfaite, l'albuminurie n'a pas reparu.

Obs. 9. — M, B.., 57 ans, représente assurément le cas de guérison le plus remarquable. Nous pensons intéressant de le reproduire intégralement.

M. B.., 57 ans en 1888. — Phénomènes de pyélo-néphrite calculeuse, aspect blafard des téguments, angoisse dyspnéique, palpitations au moindre effort, signes objectifs de maladie d'Hogdson ; bruit clangoreux diastolique avec bruit de souffle, augmentation de la matité aortique, et double bruit de souffle de Durozier ; polyurie, hypertension, albuminurie abondante. Traitement méthodique par l'iodure de sodium, le quinquina, le benzoate de soude, plusieurs cures à Vittel. Diminution progressive de l'albuminurie ; en 1897, l'albumine persiste à l'état de traces, et les urines sont toujours abondantes et légèrement louches. Le bruit diastolique de la base paraît inconstant et modifié par la respiration, l'état général est sensiblement meilleur. En 1899 (nov.) la santé est excellente, les urines sont plus colorées et claires, l'albumine a disparu. Le bruit sigmoïdien aortique est toujours éclatant, mais il n'y a plus de souffle. Le malade, enfin, qui vient demander conseil pour un membre de sa famille n'accuse aucun malaise. Mais, fait du plus haut intérêt, M. B.., vers 1907, *soit à près de 76 ans*, fait une pneumonie grave pour laquelle nous sommes appelé près de lui. Il en guérit, et l'*albuminurie n'a jamais reparu.*

Ne semble t-il pas maintenant, et en fait de conclusion, si l'on tient compte des considérations dans lesquelles nous sommes entré, comme des faits que nous avons relatés, si concis ou incomplets qu'ils puissent paraître, qu'il n'est point téméraire d'affirmer que, malgré sa gravité générale et que personne ne songe à contester, le mal de Bright chronique est quelquefois curable ; c'est dans la catégorie des néphrites calculeuses ou rhumatismales qu'il faut chercher ces faits si favorables. C'est aussi dans la même série étiologique qu'il faut chercher les cas de longue survie que nous avons vu s'élever à 45 % des cas de brightisme confirmé, ce qui améliore sensiblement le pronostic, autrefois si sombre, des dégénérescences rénales. Le célèbre vers du Dante : *Lasciate ogni speranza...* qu'on leur appliquait si volontiers, ne nous paraît plus pouvoir figurer justement à titre d'exergue, en tête du chapitre « Pronostic du mal de Bright ». Plus que jamais les faits que nous avançons, et que nous sommes en mesure de justifier, doivent nous porter à multiplier nos efforts et à ne point nous lasser de poursuivre, par une thérapeutique patiente, une maladie dont la curabilité ne doit plus être proclamée comme au-dessus de nos espérances légitimes.

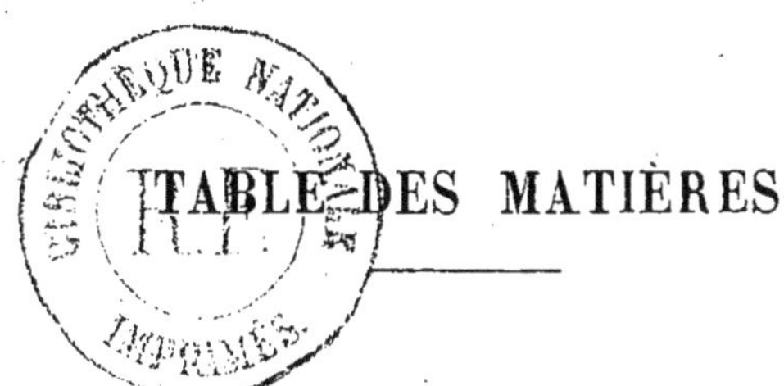

TABLE DES MATIÈRES

Poitiers. — Imp. G. Roy (Marc Texier, succ.) 7, rue Victor-Hugo.

www.ingramcontent.com/pod-product-compliance
Ingram Content Group UK Ltd.
Pitfield, Milton Keynes, MK11 3LW, UK
UKHW021211220726
13924UKWH00003B/1452

9 782019 651015